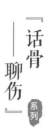

『话骨聊伤』系列

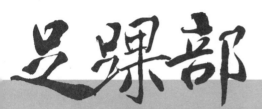

足踝部常见疾病与损伤

ZUHUAIBU

CHANGJIAN JIBING YU SUNSHANG

沈 超 编著

科学出版社

北 京

内 容 简 介

　　临床上足踝外科的创伤骨折容易诊断,但存在的隐匿性骨折和存在的足踝部关节不稳等现象容易被忽略,这往往给患者带来各种严重的后遗症。

　　本书着重介绍了足踝外科常见的疾病和损伤,按照前足、中足、后足和踝关节的次序介绍病因、临床表现和治疗方法。希望通过本书,读者可以对足踝部常见疾病与损伤有正确的认识,以便于及时就诊、积极配合治疗。

　　本书适用于足踝部疾病与损伤患者及家属,也可供医护人员尤其是足踝外科医生参考借鉴。

图书在版编目(CIP)数据

足踝部常见疾病与损伤 / 沈超编著.—北京:科
学出版社,2020.1
("话骨聊伤"系列)
ISBN 978-7-03-062484-0

Ⅰ.①足… Ⅱ.①沈… Ⅲ.①足—骨疾病—防治②踝
关节—关节疾病—防治 Ⅳ.①R658.3

中国版本图书馆 CIP 数据核字(2019)第 217973 号

责任编辑:朱　灵 / 责任校对:谭宏宇
责任印制:黄晓鸣 / 封面设计:殷　靓

科学出版社 出版
北京东黄城根北街 16 号
邮政编码:100717
http://www.sciencep.com

南京展望文化发展有限公司排版
江苏省句容市排印厂印刷
科学出版社发行　各地新华书店经销

*

2020 年 1 月第 一 版　开本:A5(890×1240)
2020 年 1 月第一次印刷　印张:3 5/8
字数:98 000
定价:30.00 元
(如有印装质量问题,我社负责调换)

"话骨聊伤"系列编委会

主 编

王秀会　李　明

编 委
（按姓氏笔画排序）

"话骨聊伤"系列序

随着我国经济的迅速发展,人民的生活水平逐年提高。据2018年底的调查结果显示,我国人均寿命已经达到78岁。人民对健康的要求和期望值与日俱增,无论是学语的孩童,还是精壮的青年,又或是耄耋的老人,对健康有着不同的需求。

很多情况下,似乎是年纪大了才患上各种各样的疾病,其实从青年甚至更小的年龄开始,就应该有意识地关注自身的健康问题。为此,一些致力于医学科普和传播健康知识的医学专业人士不断努力,通过各种形式开展工作,旨在提升老百姓的医学认知水平。

"话骨聊伤"系列图书从骨与关节疾病及损伤入手,密切结合当前老百姓对健康的基本需求,从基本的医学知识,到药物使用常识,再到看病求医的路径,为老百姓提供基本的健康知识和科学的保健指导,促进自我保健、家庭保健,以正确的方式方法提醒老百姓培养健康的生活方式,对身体出现的一些信号进行有效识别,从而得到及时、有效的治疗,而不是感觉异样要熬一熬,等发现有病就乱投医。

本系列图书围绕常见的骨伤、骨病分为脊柱、上肢、下肢、足踝部常见疾病与损伤,以及骨伤科的求医问药,以通俗的语言向读者介绍与传播骨伤、骨病的知识,如临床表现、病因、治疗方式等。本系列图书的撰写者都是该领域的高级职称医师,常年奋斗在临床第一线,拥有丰富的治疗经验,非常清楚患者的困惑和需求。希望本系列图书的出版能够为医学知识普及与健康促进工作做出贡献。书中内容如有不到之处,敬请专家、学者、读者多提宝贵意见,以求进一步充实完善。谢谢!

王秀会

前　言

　　足踝外科的特殊性和专业性比较强,很多患者不太了解,有的甚至还不知道有"足踝外科"。因此经常会遇到患者看了电视上的介绍后才恍然大悟,原来这种病也是需要治疗,或者是能治疗的。在临床上,我们经常碰到足踝部疾病患者辗转多家医院在骨科、伤科反复就诊,有的甚至拿着厚厚的几本病例本,看了几年都还没有明确诊断和进行有效的治疗。

　　足踝外科是骨科下的一个亚专科。它又分成前足外科、中足外科、后足外科、踝关节外科、足踝的运动医学外科以及矫形外科6个小的亚科。足踝部的疾病有其特殊性,它的诊疗理念与普通的骨科有相当大的不同之处。我国足踝外科起步比较晚,随着国际交流的增多,在前辈们的努力推动下,近几年来足踝外科在国内得到迅速发展。

　　本书着重介绍足踝外科常见疾病和一些足踝部容易漏诊、误诊的疾病和损伤,供读者了解。本书在编写过程中得到上海市浦东新区周浦医院领导的指导和支持,在医院骨科(上海市医学重点专科——创伤骨科)的大力协助下完成,在此一并表示由衷的感谢。由于时间紧迫,书中如出现一些纰漏,望同道们不吝赐教,多多指正。

沈　超

2019 年 8 月 26 日

足踝部疾病的基本诊疗知识

足踝部疾病常规的 X 线片多需要负重位拍摄,也就是负重站着拍 X 线片,因为负重下拍摄可以发现关节间隙狭窄、骨性撞击、关节不稳等更多的问题。例如,如跚外翻患者存在跖楔关节横向不稳,而非负重 X 线片可能没有跚外翻表现,但是负重下拍摄时跚外翻非常严重。又如,可复性平足患者,非负重时足弓是好的,负重位检查发现足弓塌陷明显。患者如果既往没有影像资料时,一般会要求患者就诊后做检查,足踝外科医生会根据具体情况,选择加拍足部特殊位置和应力位等体位的 X 线片。CT、MRI、B 超等检查也是必需的,CT 可以观察局部骨病骨损伤的具体情况,B 超可以动态观察韧带断裂的程度,MRI 可观察到 CT 看不到的软骨损伤、早期骨坏死及软组织(韧带关节囊损伤)等信号变化。

治疗上常用的消炎止痛药物为非甾体抗炎药,能起到减轻症状,缩短病程的作用。

常用的物理治疗为冷敷和热敷,某些疾病可选择冲击波、热疗、中频仪治疗等方法。

封闭治疗是指针对局部病灶注射麻醉药物、类固醇激素,其止痛和消炎效果很好,多用于软组织的慢性无菌性炎性疾病,但是反复多次注射容易引起肌腱退变甚至断裂。封闭治疗在足踝外科的另一个重要应用是用于鉴别诊断,如跗骨窦综合征引发的疼痛,局部封闭注射后疼痛能立刻缓解甚至消失,这既是治疗,也是诊断,所以封闭治疗的合理应用可以产生很好的诊疗效果。

微创治疗是目前的发展趋势,但并不是所有疾病都能通过微创治疗得到解决,有的反而会更加严重。因此不可盲目选择微创治疗,须根据医生的建议谨慎考虑。

目　录

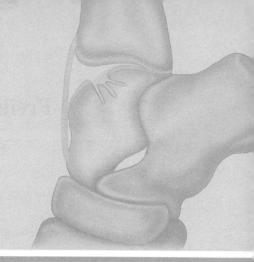

前足篇

Freiberg 病

Freiberg 病(Freiberg disease)是指发生在跖骨二次骨化中心的缺血性坏死,是一种跖骨头无菌性坏死或骨软骨病,也称跖骨头无菌性坏死或跖骨头骨软骨病,最早在 1914 年由 Alber Freiberg 报道。Freiberg 病好发于 11~17 岁的青少年女性,男女发病比例约为 1∶5,常见第 2 跖骨头病变,发生率可达 68%,第 3 跖骨头病变发生率约为 27%,而在第 4、5 跖骨头却很少发生。这是一种少见的骨软骨病,起病隐匿,早期难以诊断,容易被忽略,一旦到了晚期,往往会因严重的骨关节病而需要手术治疗。病理表现为关节软骨碎裂、塌陷,脱落至关节腔成为游离体,周围骨赘形成,滑膜增生,关节炎。通常跖骨头背侧关节软骨受累、塌陷,跖侧关节软骨保留较多。

病因

Freiberg 病的病因尚未明确。目前较为普遍的观点认为是过度应力造成跖骨头的小梁骨折,反复微骨折累积,影响软骨下骨血运,造成骨塌陷和软骨变形。一般第 2 跖骨最长,且活动度最小,因而最易受应力损伤。前足负重不平衡的足部畸形及糖尿病、系统性红斑狼疮、长期大量应用糖皮质激素与 Freiberg 病的发生有一定的关系。

临床表现

Freiberg 病主要表现为负重疼痛,滑膜炎及关节面塌陷等造成关节活动受限。初期可出现受累跖骨头处酸胀不适感,休息后能缓解,跖趾关节活动度不受影响,仅存在跖骨头或跖趾关节触痛。随着病变的进展,可出现局限于病变关节处的疼痛,站立和行走时加重。体检可见病变关节呈梭形肿胀,有明显的压痛。病程较长的患者可出现锤状趾或叠趾畸形,跖趾关节的活动度下降,跖趾关节半脱位。后期病变关节疼痛更加明显,患者会在夜间痛醒,跖趾关节背侧可出现骨隆起,第二跖骨头下沉而形成胼胝,关节活动度因周围软组织挛缩而进一步下降,尤以背伸受限明显,被动活动时可闻及响声。晚期受累关节可出现僵直,影响步行和足部的其他活动。

目前临床多采用 Smillie 基于足部正斜位 X 线片检查提出的分期:

- Ⅰ期——缺血部位裂纹骨折,X 线上无明显表现。
- Ⅱ期——软骨下骨吸收造成跖骨头中央塌陷。
- Ⅲ期——跖骨头进一步塌陷,周围残留骨突出。
- Ⅳ期——部分关节软骨碎裂脱落形成游离体。
- Ⅴ期——关节炎,关节严重变形,跖骨头扁平。

根据临床病理现象则可分为坏死期、进展期、修复期。

❧ 治疗

1. 保守治疗

对于 Smillie Ⅰ期患者采用保守治疗可以取得较好效果,可限制其足的活动量,应用足垫或行走支具减轻跖骨头应力,或用塑形良好的石膏托制动,保持良好的足横弓约 2 个月,可间歇给患足进行中药熏洗、按摩;可根据医嘱口服适当的非甾体抗炎药。Smillie Ⅱ~Ⅴ期患者也可试行保守治疗,如效果不佳可行手术治疗。

2. 手术治疗

手术治疗的关键在于探查具体关节面受累、塌陷程度,以及跖侧残留的完整关节面大小,尽可能重建关节,以消除疼痛,改善关节活动度。

现有手术方式包括以下几种：

（1）关节清理：去除脱落的软骨碎片，必要时做滑膜切除术将关节清理干净。

（2）趾短伸肌腱植入术：关节清理干净后，将趾短伸肌腱从近端切断，用手术缝线缝成球形，固定于关节面之间。这个手术用肌腱插入物维持关节间隙，从而阻止关节在跖屈和背伸时引起的碰撞。

（3）植骨：抬起压缩的跖骨头关节面，在下方植骨。

（4）关节内跖骨头背侧闭合楔形截骨术：尽可能保留未受累的关节面，将楔形尖部置于近端，向背侧将跖侧完整软骨翻转上来重建关节面，适当固定；同时可重建跖骨头血运。术后穿前足免负重鞋6周，4~10周可达到骨性愈合，通常为8周左右。

（5）其他手术：如关节外跖骨颈闭合楔形截骨术，即抬高跖骨头减轻负重；骨软骨移植术，即取膝关节非负重部位骨软骨进行移植；硅胶人工关节置换术，即切除近节趾骨基底等。

某些 Smillie V 期病变，术中探及背侧广泛关节面塌陷、碎裂，但探查发现跖侧仍有足够关节软骨可供翻转上来重建关节面。但某些晚期关节面严重破坏者，无法重建关节面，通常选用硅胶人工关节置换术。

Morton 神经瘤

Morton 神经瘤（Morton's neuroma）又名跖间神经瘤，是指第2、3足趾间隙中跖间神经受到跖横韧带挤压后出现瘤样膨大，并出现周围神经纤维化所表现出的神经卡压症，是造成前足疼痛最常见的一个原因。Thomas G. Morton 于 1876 年最早报道了这一疾病，故称为 Morton 神经瘤。在显微镜检时，肿胀神经表现为神经纤维的萎缩和结缔组织的肥大，符合神经嵌压性病，但不符合真正神经瘤的病理，故诊断改为"趾间周围神经纤维化"可能更加合适。Morton 神经瘤多发生在 50~60 岁女性，常见于第 3 趾蹼间（第 3、4 跖骨间），其次是第 2 趾蹼间（第 2、3 跖骨间）。

病因

Morton 神经瘤的病因目前尚不清楚，可能与经常穿着较紧的鞋或高跟鞋、高强度的体育运动、足部先天发育异常等神经卡压疾患有关。因第 2、3 跖骨间隙较第 1、4 跖骨间隙狭窄，所以更易发病。

临床表现

Morton 神经瘤患者走路时自感脚底像踩着鹅卵石，疼痛常呈烧灼性或有感觉异常。疼痛的发生不是在休息时出现，往往在行走和跑步后持续出现。如果变成慢性疼痛其位置可更为模糊，疼痛可更为持久。Morton 神经瘤患者中，10% 是双侧受累的。Morton

神经瘤患者通常都没有足底胼胝,在医生挤压患足或趾蹼间隙有局限性的疼痛,延伸到趾尖。MRI 诊断 Morton 神经瘤的敏感性为 87%,准确性为 89%,特异性为 100%。

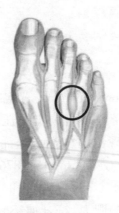

Morton 神经瘤

❧ 治疗

保守治疗一般适用于症状较轻者,患者应改穿前足宽、后跟合适、鞋底较硬的鞋,也可用跖骨头垫垫于跖骨头下方,以缓解趾总神经所受的应力。如果症状持续 3 个月以上,或保守治疗效果不佳时,可考虑手术治疗,术后不要穿小而窄的鞋。通常可行神经瘤切除术或内镜下趾间神经减压术,但术后可能复发,原因包括神经残端神经瘤形成、切除不完全或其他部位再生神经瘤等。

草皮趾损伤

草皮趾(turf toe)损伤最初由 Bowers 和 Martin 在 1976 年文献中描述,为第 1 跖趾关节的关节囊、韧带复合体损伤,它不仅包含第 1 跖趾关节过度背伸导致的损伤(跖趾关节侧副韧带或跖侧肌腱损伤、籽骨分离、软骨损伤、籽骨或跖骨骨折等),还包括第 1 跖趾关节的过屈性损伤和完全脱位。损伤常见于运动性损伤,如在橄榄球、足球等在草皮上进行的竞技运动项目中受伤,故名草皮趾损伤。第 1 跖趾关节的稳定性依赖由跖板、籽骨、关节囊、韧带(跖籽韧带、趾籽韧带、关节囊韧带、籽骨间韧带)及短屈肌复合体组成的第 1 跖趾关节囊韧带复合体维持,一旦损伤可造成严重的功能障碍,所以必须早期诊断和正确评估、治疗,以帮助恢复功能。

草皮趾损伤累及拇趾跖趾关节的关节囊-韧带-籽骨复合体,可分为过伸草皮趾、过屈沙地趾、脱位三型,临床上常见的是过伸草皮趾。

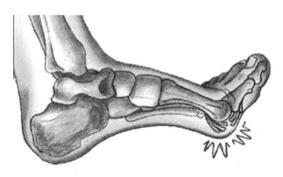

草皮趾损伤

病因

草皮趾损伤常常由于第 1 跖趾关节的过度背伸导致关节囊-韧带-籽骨复合体损伤(包括相关的韧带、肌腱、关节囊、跖板、籽骨、关节软骨的损伤)。草皮趾损伤与硬质的比赛场地或硬度不够的鞋密切相关。

临床表现

临床上将草皮趾损伤分为Ⅰ度、Ⅱ度、Ⅲ度损伤。

- Ⅰ度损伤——第 1 跖趾关节囊-韧带复合体结构的牵拉或轻度撕裂,局限性压痛,轻度肿胀,没有瘀斑。一般可以忍受疼痛,治疗需要制动,患足免负重 2 周。
- Ⅱ度损伤——第 1 跖趾关节足底关节囊-韧带复合体的部分撕裂,弥漫性压痛,中度肿胀,有瘀斑,因疼痛致活动受限。应用支具和石膏固定,需要 3 周左右才能恢复。
- Ⅲ度损伤——第 1 跖趾关节足底关节囊-韧带复合体完全撕裂,严重压痛,明显肿胀,有瘀斑,活动受限,跖趾关节前后牵拉明显松动不稳,常伴有籽骨骨折分离,关节软骨及软骨下骨挫伤。治疗后需要 10 周左右才能恢复,往往需要手术治疗。

辅助检查中推荐双足负重正侧位 X 线片对比,应力背伸侧位 X 线片有利于籽骨移位和骨折的诊断,MRI 检查能观察到软骨、韧带和骨挫伤的程度,对术前判断损伤的部位和程度非常有用。

治疗

1. 保守治疗

患者应注意休息,患足早期要冰敷,避免负重行走,可抬高患肢,口服非甾体抗炎药;可利用矫形器具或"人"字形石膏固定,以防过背伸,通常固定 4~6 周,另外物理治疗和康复还需要 4~6 周。

2. 手术治疗

如果跖趾关节不稳定、关节囊大部分撕脱（包括跖趾关节垂直不稳，即 Lachman 试验阳性）、籽骨回缩、籽骨分离、移位明显的籽骨骨折、外伤性拇外翻畸形、跖趾关节软骨的损伤、非手术治疗失败等，应考虑手术治疗。伴随跖趾关节软骨的损伤需行微骨折治疗，部分患者可行关节镜下清理微骨折治疗，软骨损伤伴骨缺损患者需行自体骨软骨移植术。

如第 1 跖骨的自体骨软骨移植。手术采用内侧"J"形切口或内侧和足底第 1 趾蹼双切口，以充分显露修补破损的关节囊-韧带复合体损伤。

总体来说，草皮趾治疗效果并不令人满意，常见的并发症包括拇趾跖趾关节疼痛和关节僵硬。因此，早期诊断和正确评估非常重要，有利于帮助恢复第 1 拇趾跖趾关节的功能。

足趾畸形

锤状趾、槌状趾、爪形趾是临床上常见的足趾畸形,它可以是单发出现的畸形,也常作为高弓足、扁平足、踇外翻及各种外伤后的后遗症,以及神经系统病变的伴随畸形。当发现症状时,需要明确判断是单纯脚趾的问题还是全身性的问题,治疗时往往需要手术矫形。

(1)锤状趾(hammer toe):发生在近节趾间关节(PIP)的屈曲畸形,伴随跖趾关节(MTP)过伸。远节趾间关节(DIP)可以屈曲、伸直或保持自然状态。

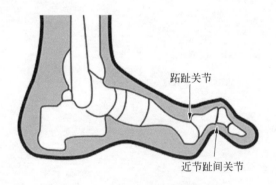

锤状趾

(2)槌状趾(mallet toe):远节趾间关节屈曲,跖趾关节与近节趾间关节呈自然状态中立位。因足趾末端屈曲畸形,外观似槌子故名槌状趾。

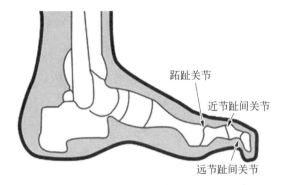

槌状趾

（3）爪形趾（claw toe）：爪形趾包括锤状趾畸形，且一定存在远节趾间关节的屈曲畸形。

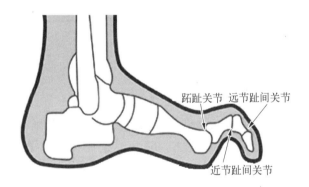

爪形趾

足趾常见畸形比较表

	锤状趾	槌状趾	爪形趾
跖趾关节	背伸位	中立位	背伸位
近节趾间关节	屈曲位	中立位	屈曲位
远节趾间关节	背伸位	屈曲位	屈曲位

❀ 病因

　　各种足趾畸形可以单独存在,也可与其他前足疾病有关。锤状趾可由于趾过长、邻近趾畸形(如𬌗外翻)、创伤后并发症、神经肌肉疾病、退行性变或先天性原因、穿不合适的鞋(如鞋子过紧或过小)造成。槌状趾可由远侧趾间关节或伸趾装置的损伤引起,穿过紧的鞋也是一个重要原因。爪形趾被认为是由于足内在肌无力或功能缺失造成的内源性畸形,过紧的鞋可能会造成爪形趾畸形,但主要原因还是在于足内在肌肌力减弱,导致足内在、外在肌的肌力不平衡所致。偶尔在双侧发病的患者中,爪形趾继发于神经系统的疾病如扁平足、高弓足等或炎性关节病。判断柔软性或僵硬性足趾畸形的主要依据为能否将其被动矫正至中立位。

❀ 临床表现

　　患足趾主要表现为不同类型的屈曲畸形,伴有或不伴有疼痛。疼痛一般局限于前足,疼痛的程度与畸形的程度成正相关。如果症状局限于受累足趾的背侧,则容易定位,如锤状趾或爪形趾可能是撞击过紧的鞋头所致,疼痛常常在患者赤足时缓解。同样,槌状趾的症状通常只出现在趾尖部。随着滑膜炎和跖趾关节功能的减弱,患者常会诉说疼痛位于前足跖底,但不能明确具体位置。同时,畸形会引起撞击或足趾间压力增高,导致趾尖、趾背或趾间的胼胝形成。

❀ 治疗

1. 保守治疗

　　保守治疗对于缓解急性症状和压力是有效的,但不能矫正畸形,适用于早期柔软性畸形。例如,更换尺码大、更舒服的鞋子,定做矫形鞋垫或鞋内垫片,使用足趾间隔器、硅胶套等矫正弯曲趾头;口服非甾体抗炎药减轻疼痛,注射糖皮质激素;用薄毛巾铺在地面上,做足趾拉伸运动。

2. 手术治疗

对于保守治疗失败的足趾畸形,可行手术治疗以矫正畸形。但矫形后的足趾会出现一定程度的跖趾关节或近节趾间关节僵硬或畸形复发。一般柔软性畸形是通过软组织性手术如关节囊松解、肌腱松解、转位等治疗;僵硬性畸形是通过骨性截骨、关节融合矫形手术基础上辅以软组织平衡手术治疗。

(1)柔软性锤状趾:一般可以通过屈-伸肌腱转位来矫正。

(2)僵硬性锤状趾:应行关节囊和侧副韧带松解、关节成形或近节趾间关节融合术。

(3)柔软性槌状趾:可通过经皮趾长屈肌松解来治疗。

(4)僵硬的槌状趾:可行切除关节成形术或远节趾间关节融合术。

(5)柔软性爪状趾:矫正手段类似于柔软性锤状趾,但对跖趾关节软组织松解的要求更高。需要做经皮趾长屈肌腱延长来矫正远节趾间关节的屈曲畸形。

(6)僵硬性爪状趾:治疗方法类似于僵硬性锤状趾,但对跖趾关节软组织松解及跖骨缩短的要求更高。

蹈外翻

蹈外翻（hallux valgus）俗称为"大脚骨"，是指拇趾在第1跖趾关节处向外偏斜，超过正常生理范围的一种前足畸形。它是前足最常见的病变，是一种复杂的、涉及多种病理变化的畸形，因拇趾内翻可导致其他趾的畸形，如锥状趾、爪形趾等。报道过的国内外治疗蹈外翻的手术方法有200多种。对蹈外翻的治疗极具挑战性，必须是足踝外科的专科医生才能选择适用于患者的个体化手术方案，以避免发生并发症，获得满意的疗效。

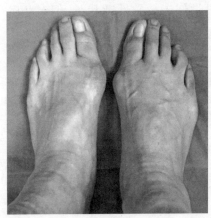

蹈外翻

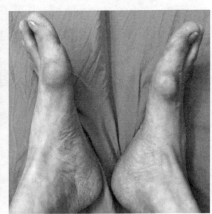

蹈外翻蹈囊炎

🌼 病因

蹈外翻的发生与多种因素有关。

（1）遗传是蹈外翻发生的重要因素，50%以上患者有阳性家族史。

（2）穿鞋，尤其是穿过于窄小、高跟的鞋是引起成人跚外翻的重要原因。

（3）足结构异常也会引起跚外翻，如跖趾关节形态又圆又小，第1跖骨头关节面向外侧偏移，第1跖骨内收等。

（4）其他原因，如第1跖趾关节类风湿关节炎、痛风等，第1跖趾关节及其附近跖骨、趾骨的畸形愈合，第2趾切除后神经肌肉性病变致肌力不平衡等。

（5）目前认为平足和内侧跖楔关节不稳定与跚外翻的发生有一定关系。

⚜ 临床表现

跚外翻的典型临床表现为拇趾向外偏斜。第1跖头向内侧隆起，有时表现为隆起的局部红肿，此时称为跚囊炎，部分患者拇趾可有旋转畸形。严重者拇趾挤压外侧足趾可引起锤状趾、交叉趾等畸形。跚外翻后，足的形态发生改变，患者不易选择到一双合适的鞋。患者可有拇趾跖趾关节内侧疼痛或伴有跖侧疼痛，疼痛与畸形的严重程度不完全一致，也有部分患者无疼痛症状。久而久之可引起外侧足趾锤状趾等畸形与跖侧疼痛，产生胼胝等症状。

⚜ 治疗

跚外翻的保守治疗一般能暂时缓解疼痛，没有长期明确的矫形效果。要根治跚外翻需手术治疗，手术主要为解除或减少足部疼痛，纠正畸形，恢复足的外观，以舒适穿鞋，增加足的活动量，恢复无痛行走。

1. 保守治疗

患者可选择宽松甚至露趾的鞋子；穿戴跚外翻护垫、分趾垫及夜间使用外展支具；拇趾籽骨下或外侧足趾跖骨头下有疼痛者可使用跖痛垫；外侧锤状趾患者可穿用足趾套等。

2. 手术治疗

姆外翻手术由很多小手术组合而成。只有术前仔细检查,才能制定出符合患者的个体化的手术治疗方案。

术前检查时要观察姆外翻的程度、有无姆囊炎与疼痛、周围有无压痛与胀胀,籽骨有无压痛与疼痛程度;评价第 1 跖趾关节有无姆僵硬与关节疾病;观察拇趾有无旋转及旋转程度;检查第 1 跖楔关节活动度;评估足的血运状况;对有拇趾麻木或疼痛者,应进行神经系统检查,有无皮神经诱发性疼痛等;检查第 2~5 趾有无锤状趾等畸形、跖趾关节不稳定或脱位,跖骨头下有无胀胀与压痛等体征;有无足、踝、膝、髋关节的异常与下肢畸形,有无腓肠肌痉挛或跟腱挛缩等。影像学检查从足负重位正侧位 X 线片上,测量姆外翻相关的各种角度,评估姆外翻畸形的严重程度,第 1 跖趾关节有无关节炎及其严重程度。足的负重位 CT 检查,可以评估跖骨有无旋转、籽骨脱位等情况,初步制定出患者个体化的手术方案。足踝外科医生会进一步了解患者姆外翻的各种病理改变,根据病理变化,综合考虑患者的年龄、性别、职业与爱好、术后活动量与穿高跟鞋等的要求,以及对手术尤其对外形的期望和要求,因人而异地选择手术。

(1)软组织手术:主要是关节囊、韧带、肌腱松解或通过肌腱的转位来达到矫形关节周围的软组织平衡。

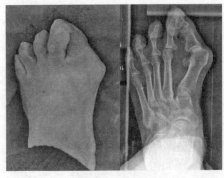

姆外翻矫形术前

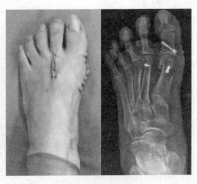

姆外翻矫形术后

（2）骨性手术：主要是截骨矫形,根据踇外翻畸形的程度可以分跖骨远端、跖骨干和跖骨近端截骨,截骨的同时要矫正跖骨的长度、高度和旋转,即三维截骨矫形。

（3）关节融合：可以分为跖趾关节融合和跖楔关节融合。

（4）跖趾关节人工关节置换。

（5）其他：根据患者的足、下肢的不同病因,制定额外相关的手术方案,如恢复足、下肢的力线,第2~4跖骨内翻的矫形,骑跨趾、交叠趾、锤状趾的矫形,小趾囊炎的治疗等。如存在腓肠肌痉挛或跟腱挛缩,则需要相应的手术松解;扁平足患者跟骨外翻还要行跟骨内移截骨等。

踇僵硬

踇僵硬(hallux rigidus)一词由 Cotterill 和 Davies-Colley 在 1887 年首先描述,是指拇趾第 1 跖趾关节的骨性关节炎,伴有疼痛和活动受限。踇僵硬表现为第一跖趾关节背侧骨的反应性增生,伴有关节退变。在行走时跖趾关节处于屈曲位并且伸直受限。踇僵硬好发于年轻患者,女性更加常见,常常双侧发病,通常不伴有全身其他部位关节炎。成年人发病率约10%。

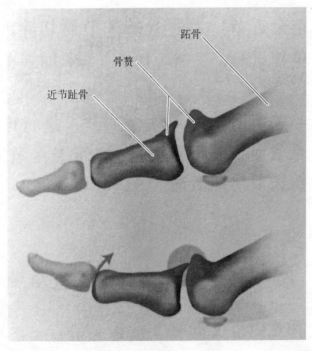

踇僵硬

❀ 病因

踇僵硬的主要病因尚不清楚。据统计,2/3 踇僵硬患者有拇趾疾病家族史。目前认为可能是由于软骨的破坏引起滑膜炎,而滑膜炎又进一步破坏关节软骨,再导致骨赘增生。创伤是一个常见原因,全身性疾病如痛风、风湿性关节炎等也可造成第 1 跖趾关节退变,常与原发性踇僵硬相混淆。

❀ 临床表现

踇僵硬的临床表现为缓慢活动时第 1 跖趾关节处疼痛,常有肿胀和僵硬。疼痛可能是由于伴随的滑膜炎或退行性关节炎造成的。患者可能没注意到关节活动受限。由于背屈受限,患者在走上斜坡、蹲或跑,以及穿高跟鞋时出现症状。任何需要跖趾关节背屈的活动均会造成撞击或挤压,诱发疼痛,因为第 1 跖趾关节必须有一定的背屈。有时患者为避免离地拇趾受力疼痛,采取适应性旋后(足内收跖屈)步态,可产生前足外侧疼痛。某些患者由于慢性的前足旋后,可能会造成趾间神经炎或其余跖趾关节的滑膜炎。第 1 跖趾关节体积增大(关节肿胀及骨赘),可触及背侧的骨性增生。少数患者背侧皮神经在增生的背侧骨赘上经过,会表现出跖趾关节远侧感觉异常。当跖趾关节背屈活动受限严重时,跖趾关节会承受较大的应力,导致趾间关节过伸,产生趾间关节趾侧胼胝。需要说明的是,患者随年龄增加第 1 跖趾关节的退变会逐渐加重,但这和踇僵硬的临床表现并不成正相关。

2003 年,Coughin 和 Shurnas 提出包含关节活动度、影像学检查和体检结果等因素的踇僵硬分级,具体如下:

● 0 级——背屈 40°~60°(丧失 20% 的正常活动度),影像学检查结果正常,无疼痛。

● 1 级——背屈 30°~40°,有背侧骨赘,其他关节有微小改变或没有改变。

• 2 级——背屈 10°～30°，跖趾关节轻度扁平，轻到中度的关节变窄或硬化，有背侧、外侧或内侧骨赘。

• 3 级——背屈<10°，跖屈<10°，出现严重的 X 线片改变，有肥大囊性变或溶骨性破坏，或籽骨形态不规则，中到重度的持续性疼痛，在运动范围达到最大时出现疼痛。

• 4 级——关节僵硬，X 线片检查显示有游离体或剥脱性骨软骨炎，在整个运动范围内均有疼痛。

❧ 治疗

1. 保守治疗

踇僵硬的保守治疗目的在于控制局部炎症过程和降低背屈应力，以便减轻背侧撞击产生的疼痛。非甾体类消炎镇痛药可用于减轻骨膜炎症，从而缓解因炎症产生的疼痛。物理治疗配合关节内皮质类固醇注射液可用于降低局部关节炎症反应，但不建议反复注射。这些治疗手段常常在疾病的早期，无明显的继发性退变发生以前使用。

足部 Morton 矫形鞋垫延长板有一定辅助治疗作用，其通过减小背屈降低因撞击产生的疼痛。穿硬底鞋有助于降低背屈应力，

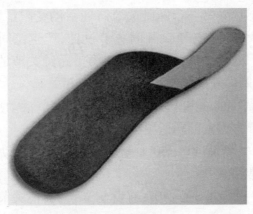

Morton 矫形鞋垫延长板

应避免穿高跟鞋。关节背侧肿大的患者需要穿可以提供前足较大的空间大头鞋。这些措施在早期可使症状缓解,但随着疾病的发展,关节的背侧骨赘增生和关节面仍会进一步退化。

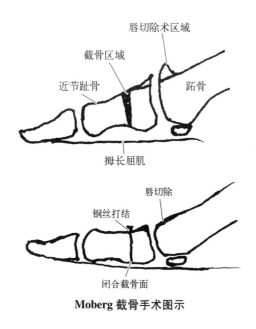

Moberg 截骨手术图示

2. 手术治疗

手术的主要目的是缓解背侧撞击症和伴随的滑膜炎症状。患者需要理解,恢复正常关节解剖和活动范围的手术是没有的。

手术方法的选择需要考虑许多因素,包括年龄、活动量、期望值和疾病分级。踇僵硬的手术方法有许多,包括关节清理术、关节唇(骨赘)切除术、关节成形术、跖趾关节置换术、关节融合术等。不同的手术具有其各自的优缺点。

采用哪种手术取决于患者的症状。随着时间的推移,疾病会不断地发展,关节不断地退化。轻度或中度的踇僵硬关节面的跖侧相对受损不严重,这时采用保留关节的手术方法(如 Moberg 截骨术)是有效的,可以获得满意的结果。早期进行保留关节的关节唇切除术,可以减轻症状,有时甚至可以持久地缓解症状,延迟疾病的发展。在 X 线片上会发现关节进一步退变,但这并不意味着手术失败。随着关节肿大的消除和背侧挤压的缓解,可以预期症状的改善。重度患者可以行关节成形术、跖趾关节置换术、关节融合术等手术。

拇趾籽骨炎

拇趾籽骨炎（hallux sesamoiditis）通常提示籽骨存在损伤，包括外伤、感染、关节炎、骨坏死、剥脱性骨软骨炎，常见于运动性损伤。

拇趾籽骨位于第1跖骨头下方，起到强化肌腱的作用，避免在运动或重体力劳动过程中出现肌腱磨损，为第1跖骨头负重增加高度，并为趾的各块小肌肉提供力学优势。因此，对于正常的足部生物力学来说，拇趾籽骨是最基本的组成部分。它们在形态、大小和数量上因人而异，即可以缺如或是发育不良。当拇趾籽骨先天性发育异常，或因外伤、痛风、类风湿性关节炎疾患等引起失衡的肌肉牵拉，籽骨外移就会导致拇外翻。挤压性损伤后也会出现籽骨骨软骨炎、关节面软骨软化，跖筋膜内侧部分过紧时出现僵硬。

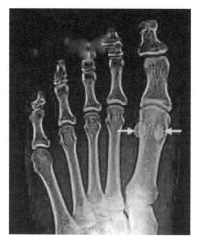

正常拇趾籽骨

🌼 病因

拇趾籽骨炎产生疼痛的原因可以是单一的外伤如草皮趾，当籽骨受到太大压力作用时，便会向内卷曲，常可引起籽骨发炎、挫伤、骨折；也可以是持续性的或反复的压力所致的慢性损伤，如应力性损伤、剥脱性软骨炎、关节炎等，当跖骨内侧皮神经受到压迫会出现神经性疼痛。

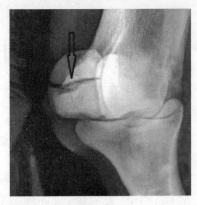

籽骨骨折

🪻 临床表现

外伤后大脚趾下肿痛，行走不便为急性损伤。大脚趾的下方出现老茧和持续性的或反复疼痛，行走时疼痛加重，为慢性损伤性炎症，多见于患蹈外翻和喜欢穿高跟鞋的人。

🪻 治疗

1. 保守治疗

大多数患者可保守治疗，平时应注意足的保养，适当锻炼，使自己的脚耐力性、韧性、弹跳性有所提高。不得超负荷地负重走路和运动，尽量少穿高跟鞋。急性损伤时要注意休息，患足固定2~4周，4~6周后可穿戴专用前足面负重鞋来避免前足负重，可适当应用非甾体抗炎药。配置专用的矫形鞋垫可减轻足部疼痛。保守治疗无效后考虑手术治疗。

2. 手术治疗

目前的手术方法有籽骨骨折内固定、骨不连植骨术、籽骨部分切除术、籽骨切除术、籽骨置换术。手术目的是尽可能地保留部分籽骨，稳定拇趾的力学结构。籽骨全切会导致跖骨头坏死可能，所以当无法复位固定时，尽可能部分切除籽骨。

小趾囊炎

小趾囊炎（bunionette）为第5跖骨头外侧的骨突压迫软组织形成的滑囊炎，为疼痛性骨性突起，又称"裁缝趾"（tailor's bunion），是一种临床常见的足部疾病。

🔱 病因

古时候裁缝因长时间下肢交腿盘坐，导致压力集中于第5跖骨头上，局部压力增高，形成胼胝，部分裁缝形成疼痛性的囊肿，故名"裁缝趾"。一般为第5跖骨头外侧髁部外突，第5跖骨弓形向外，跖骨间间隙增大导致的局部炎症、疼痛和肿胀。

🔱 临床表现

小趾囊炎以小趾内翻畸形和小趾囊炎疼痛，穿鞋行走受限为主，严重者会出现小趾局部的皮肤溃疡和感染，影响患者的生活质量。国内学者通过大数据统计后提出，第4、5跖骨间角>9°，小趾内翻角>10°，第5跖骨外翻角>3°并伴有临床症状的患者可诊断为小趾囊炎。影像学检查从足负重位正侧位X线片上测量。

2000年，Coughlin把小趾囊炎分为3型，患者长期可合并有炎性囊肿或胼胝。

- 1型——胼胝下有明显的外侧骨性突起。
- 2型——跖骨干弯曲。
- 3型——第4、5跖骨间角超过预期。

❖ 治疗

1. 保守治疗

小趾囊炎的保守治疗同踇外翻一样,包括支具、非甾体抗炎药的使用等,穿大头皮鞋等能暂时缓解疼痛症状。

2. 手术治疗

对小趾囊炎而言,骨性手术主要是截骨矫形,可通过微创截骨矫正,和踇外翻手术类似,常用 Chevron 截骨术("V"形截骨内移第5 跖骨头)来纠正第 4、5 跖骨间角、小趾内翻角和第 5 跖骨头外翻角。

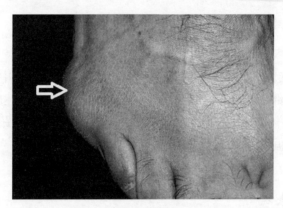

小趾囊炎图示

血管球瘤

血管球瘤（glomus tumor）又称血管神经瘤、血管平滑肌神经瘤，是一种良性血管性错构瘤，很少发生恶变，可分单发性血管球瘤和多发性血管球瘤。单发性血管球瘤常见，为直径数毫米的淡紫色或暗蓝色结节，常有显著触痛和自发性疼痛，严重者触痛呈剧烈放射性疼痛，偶有无疼痛者。好发部位为甲下，但亦可发生于手指、臂部等处。指趾部损害多见于女性，发生于其他部位者男性多见。多发性血管球瘤少见，可呈常染色体显性遗传，多见于儿童，一般无触痛。由于血管球瘤体积小，且被覆指甲或趾甲，所以检查时不易发现；而且临床上并不多见，容易被忽视。

病因

该病具体病因尚不明，可能由以下因素造成：① 外伤使血管球发生炎症性病变，导致发病。② 多发性血管球瘤有家族史，提示为常染色体显性遗传。③ 其他因素如局部受到长期挤压、摩擦、温度变化等刺激也可诱发血管球瘤。

临床表现

间歇性剧痛、难以忍受的触痛及疼痛有冷敏感性的"三联征"是血管球瘤特征性的临床表现，触压瘤体表面，可产生剧痛并放射至肢体近端，稍偏离瘤体部位触压则无痛感。一般口服止痛药物无效。体检可发现粉红色或紫色的血管性丘疹或结节，可见甲下紫色或蓝红色充血等颜色改变;X 线检查提示末节(指)趾甲骨背侧有肿瘤压痕。MRI 是诊断足趾血管球瘤的首选方法,高分辨率磁共振成像有助于确定肿瘤范围。甲床外的血管球瘤由于体积小、位置深、定位不准确,缺少血管球瘤典型的三联征,诊断困难,容易被忽视或误诊。

临床上常用的血管球瘤检查包括以下几种试验:

(1) Love's pin 试验:其方法是用大头针的尾部自肿瘤的周围触压,逐渐向中心移动,触到肿瘤表面的皮肤时,立即出现疼痛,患手不自觉地回缩,称为试验阳性。加强的 Love's pin 试验则通过针尖样物体加压刺激使得疼痛加剧。

(2) Hildreth's 试验:其方法是抬高患肢数分钟以使患肢静脉血回流(驱血),这时患者的疼痛可减轻。加强的 Hildreth's 试验则在驱血后将患肢迅速放下,血流的冲击可诱发疼痛。

(3) Cold sensitivity 试验:其方法是将病变部位浸入冷水或冰水中,观察是否诱发患趾疼痛加重。

❧ 治疗

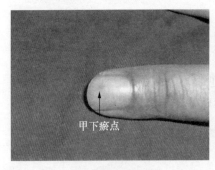

甲下瘀点

手指甲下血管球瘤

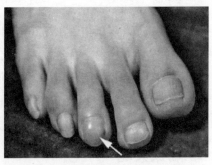

足趾甲下血管球瘤

对血管球瘤还没有有效的保守治疗方法,一旦确诊应尽早手术。手术时往往需要首先拔出患(指)趾甲,然后完整切除瘤体。手术后患者一般疼痛立即消失,效果良好,不易复发。

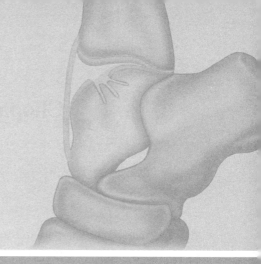

中足篇

Chopart 损伤

Chopart 损伤(Chopart injure)是指累及中足 Chopart 关节的骨折脱位损伤,也称为 Chopart 骨折脱位,是足部的严重损伤之一,多为高能量损伤,和 Lisfranc 损伤一样,为严重的中足损伤,其初诊漏诊率高达41%。Chopart 关节为跗骨间关节,也称跗中关节或跗横关节,包括距舟关节、跟骰关节。法国外科医生 François Chopart(1743~1795 年)对出现坏死的前足经此关节行截肢术,Chopart 关节因此得名。在前足固定时,Chaopart 关节可行后足的轴向旋转运动。当 Chopart 关节与距下关节联合运动时,足就可以做内外翻运动。后足外翻时,跟骰关节和距舟关节的长轴平行,产生 Chopart 关节的活动;后足内翻时,跟骰关节和距舟关节的长轴交

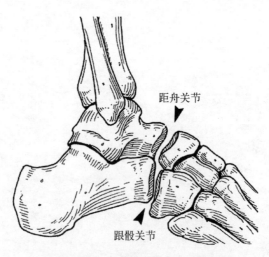

距舟关节

跟骰关节

Chopart 关节(包括距舟关节、跟骰关节)

锁,保证 Chopart 关节的稳定。通过距下关节内翻和 Chopart 关节锁闭获得中足的稳定,使足成为一个坚固的杠杆。

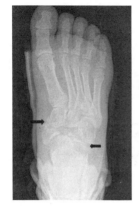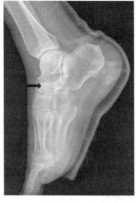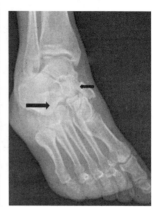

Chopart 关节骨折脱位

🌼 病因

Chopart 损伤发生的主要原因是足部外伤,骨折的形态类型是所受的外作用力的大小、方向和足所处的位置决定的。足所受的内收应力、轴向应力和外展应力与骨折的分型相关。

🌼 临床表现

足部受到外伤后疼痛,拒绝负重行走,出现肿胀、瘀斑、畸形、压痛,中足背屈、跖屈旋转活动受限。要注意筋膜间室综合征的发生。结合辅助正位(a)、侧位(b)、斜位(c)、Broden 位(d)X 线片,CT 二维、三维重建检查一般能明确诊断。

临床通用的分型为 Main 和 Jowett 分型(1975 年),是依据外伤应力的方向和足损伤的位置提出的。

• Ⅰ型——内侧扭伤,旋转脱位,舟骨、距骨头背侧边缘骨折或舟骨骨折脱位。

- Ⅱ型——轴向应力致舟骨中心骨折。
- Ⅲ型——外侧脱位,骰骨骨折或跟骨前突骨折。
- Ⅳ型——跖侧脱位、跟骰关节和(或)距舟关节脱位。
- Ⅴ型——高能量挤伤(联合伤)。

❧ 治疗

1. 保守治疗

保守治疗仅限于无移位、稳定的损伤。非负重小腿石膏固定4~6周。拆除石膏后可在行走支具(行走靴)保护下负重行走。

2. 手术治疗

手术的主要目的在于恢复并维持内、外侧柱的长度和力线,恢复足的内、外侧纵弓和横弓。

（1）急诊手术：麻醉下恢复关节的解剖对位以缓解软组织压力,恢复并维持内、外侧柱的长度和力线。合理使用石膏、外支架、克氏针等进行固定,抬高患肢,待肿胀消退、软组织条件允许后行终期固定。

（2）终期治疗：Chopart 损伤是中足损伤的一部分,中足包括必要关节和非必要关节。必要关节包括距舟关节、跟骰关节及骰

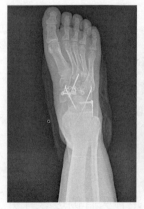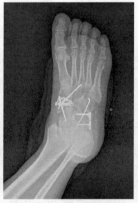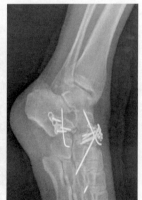

Chopart 损伤术后图示

骨与第 4、5 跖骨间的关节。

内侧柱的处理：精确复位距舟关节对位对线,恢复内侧柱长度和力线,以及内侧纵弓高度,牢固固定。

外侧柱的处理：精确复位固定骰骨的压缩性骨折,必要时植骨,恢复外侧柱长度和力线,如果骰骨或跟骨骨折复杂,可保留外支架。可弹性、跨关节临时固定,尽可能保留外侧柱活动。

对于是否需要一期融合目前仍存在争议,通常情况下,Chopart 骨折脱位通过切开复位内固定都可以获得满意的疗效,关节融合只是作为补救措施,用于治疗残留关节功能障碍或是骨折过于粉碎无法复位的患者。对特殊情况的患者如糖尿病患者等,为防止足弓的继发性塌陷,可以选择一期关节融合。

Chorcot 关节病

Chorcot 关节病（Chorcot neuroarthropathy）又称神经营养性关节病，是一种以关节深部感觉丧失及神经营养障碍为病理基础的关节病。其由于肩、肘、颈椎、髋、膝、踝、趾等关节没有痛觉的保护机制导致过度使用、撞击发生破坏，表现为关节破坏严重但活动无明显受限，并且无明显疼痛。

病因

Chorcot 关节病常发生于梅毒、脊髓空洞症、脊髓膜膨出、先天性痛觉缺如等中枢神经系统疾病患者，糖尿病性周围神经病患者，创伤及长期应用皮质类固醇、止痛药等医源性关节破坏患者。临床上如不仔细询问病史或进行体格检查，往往会误诊为关节炎。

临床表现

Chorcot 关节病表现为受累关节逐渐肿大、不稳、积液，关节可穿出血样液体。肿胀关节多无疼痛或仅轻微胀痛，关节功能受限不明显。关节疼痛和功能受限与关节肿胀破坏不一致为 Chorcot 关节病的特点。疾病晚期，关节破坏进一步发展，可导致病理性骨折或病理性关节脱位。X 线片检查早期可见软组织肿胀，骨端致密；晚期关节显示不同程度的破坏，间隙狭窄，病理骨折，关节内游离体，骨质吸收，退变骨赘和新骨形成，以及关节脱位与畸形。

❦ 治疗

Chorcot 关节病的治疗要去除病因,针对原发病如梅毒、脊髓空洞症、糖尿病等进行积极治疗。受累关节以保守治疗为主,避免患肢用力活动,下肢尽量减轻负重。可用支架保护关节制动,支具保护可以减缓关节的破坏进程。

足部病情严重且溃疡不愈者可行截肢手术。青壮年患者中关节破坏严重者可行关节融合术,但邻近关节可能复发。由于患者关节失去神经支配,没有痛觉反射保护,人工关节术极易松动脱落移位,因此要慎重选择关节置换治疗。

Jones 骨折

Lawrence 等根据损伤机制、骨折部位和预后等特点,将第 5 跖骨近端骨折分为 3 区:Ⅰ区骨折为位于跖骨粗隆部的撕脱骨折;Ⅱ区骨折又称 Jones 骨折,是指干骺端与骨干连接部的骨折;Ⅲ区骨折是跖骨干的骨折。

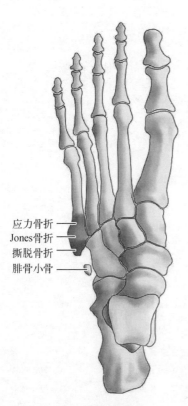

应力骨折
Jones骨折
撕脱骨折
腓骨小骨

Jones 骨折部位

Jones 骨折(Jones fracture)是指发生于第 5 跖骨近端干骺端交界处,累及第 4、5 跖骨关节面的第 5 跖骨基底部骨折,是由于前足强大的外展应力施加于干骺端—骨干结合处造成的,由于骨折发生于相对缺血的区域,易发生骨折不愈合。Kavanaugh 报道 23 例经保守治疗的 Jones 骨折,其中 12 例发生延迟愈合,延迟愈合率达 66.7%,建议髓内钉内固定治疗。Clapper 报道 Jones 骨折经保守治疗平均愈合时间为 21 周。Josefsson 对 66 例经保守治疗和手术治疗的 Jones 骨折患者进行 5 年随访,结果发现约 1/4 保守治疗患者因延迟愈合或再骨折而需行手术治疗。国内文献报道保守治疗有 7%~28% 的患者出现骨折不愈合。

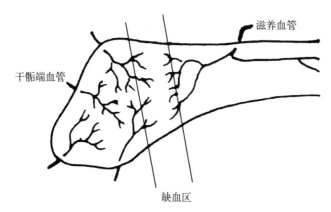

Jones 骨折部位为解剖缺血区

🎔 病因

引发 Jones 骨折的主要原因为足部外伤,常见于崴脚踝扭伤。

🎔 临床表现

Jones 骨折患者可出现足背外侧的肿胀疼痛,影响足的负重行走。经 X 线片检查多能明确诊断和鉴别。

🎔 治疗

Jones 骨折主张手术治疗,内固定可微创螺钉髓内固定,平均5 周愈合;对于粉碎性 Jones 骨折使用钢板辅助克氏针固定,平均9.4 周愈合,无不愈合、延迟愈合发生,优良率达 92%。

Lisfranc 损伤

Lisfranc 损伤（Lisfranc injure）是足部的严重损伤之一，累及 Lisfranc 复合体的损伤（骨折、脱位）均称为 Lisfranc 损伤，多由高能量暴力造成，跖骨与足跗骨之间的关系遭到破坏，处理不当会对下肢功能造成严重影响。法国医生 Jaqcues Lisfranc（1790—1847 年）发现在骑马作战坠马时，由于脚插在马镫上，常常会造成足

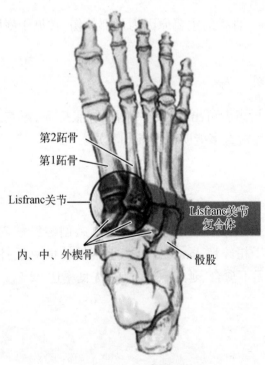

第2跖骨
第1跖骨
Lisfranc关节
Lisfranc关节复合体
内、中、外楔骨
骰股

Lisfranc 关节示意图

部的损伤坏死,而这种损伤可通过下图中阴影部位的关节很快捷地行截肢术,此关节便命名为 Lisfranc 关节,即中足的第 1~5 跖跗关节。广义上的 Lisfranc 损伤是指 Lisranc 关节复合体损伤,即中足从内向外第 1~5 的跖跗关节、近侧跖骨间关节与远侧跗骨间关节的统称,这种损伤的发生率占到所有骨折的 0.2%,漏诊率达 20%。

Lisfranc 韧带是连接内侧楔骨和第 2 跖骨跖侧的骨间韧带,是维持中足穹窿高度、横弓和纵弓的主要结构。Lisfranc 韧带损伤可致 Lisfranc 关节不稳,就是没骨折表现也可导致患足疼痛、行走功能受限。2001 年,Chiodo 和 Myerson 提出了跖跗关节三柱理论(内侧柱、中间柱、外侧柱)。内侧柱是由内侧的距骨和内侧的楔骨组成。外侧柱是由第 4、5 跖骨和外侧的骰骨组成,中间柱由第 2、3 跖骨和中间、外侧的楔骨来组成。内侧柱和中间柱是相对稳定的关节,外侧柱是活动的关节。

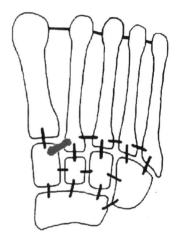

Lisfranc 韧带

⚜ 病因

造成 Lisfranc 损伤的主要原因为足部外伤,典型的损伤是足跖屈状态下受到垂直于足的纵向应力的外伤,如下楼梯时足踏空、足部直接撞击伤、各种足运动性损伤等。

⚜ 临床表现

在以中前足的跖跗关节为中心发生周围软组织肿胀或皮下瘀斑时,要高度警惕是否存在 Lisfranc 损伤。诊断需结合影像学检

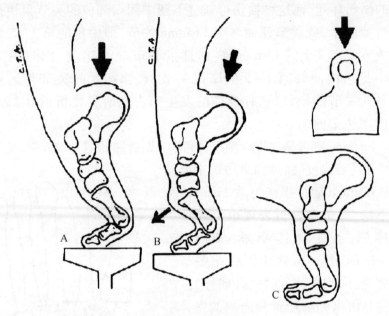

常见 Lisfranc 损伤机制

查,如 X 线片检查、CT 检查一般为常规检查,应力位 X 线片检查可以减少漏诊。

依据骨折移位的方向对 Lisfranc 损伤进行分型,即 Myserson 分型。

Myserson 分型

类　　型	骨折移位
A(Homolateral)	同向移位
B(Isolated)	部分移位
B1	内侧移位
B2	外侧移位
C(Divergent)	分裂移位
C1	部分移位
C2	全部移位

✤ 治疗

1. 保守治疗

部分隐匿性的 Lisfranc 损伤(Lisfranc 关节移位小于 2 毫米)患者可考虑行保守治疗,利用石膏或专用支具固定。一般影像学上能看到或发现问题的多要通过手术治疗来稳定中足关节,减少后遗症。

2. 手术治疗

手术时在中间柱和内侧柱是相对稳定的关节可以做牢固的固定,病情严重的患者可以在 I 期进行跨关节的融合。外侧柱不能够做牢固的固定,只能做弹性固定。目前认为在处理 Lisfranc 损伤时,采用桥式钢板固定可以取得更好的临床和影像学结果,对于严重的损伤,I 期进行关节融合或许是更好的选择。

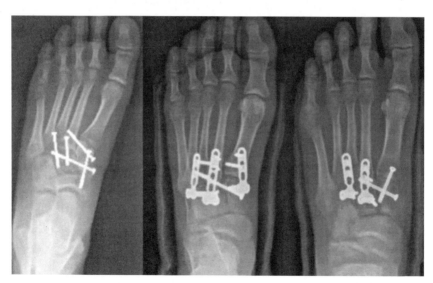

Lisfranc 损伤术后 X 线片

Müller Weiss 病

Müller Weiss 病（Müller Weiss disease）是临床上少见的原因不明的足部疾患，也称"成人足舟状骨坏死"，但它并非是真正意义上的坏死，以中足慢性疼痛、足舟骨压缩碎裂和跟骨进行性内翻畸形为特点。1927 年，德国外科医生 Walther Müller 和澳大利亚放射科医生 Konard Weiss 报道了 2 例类似的病例，故命名为 Müller Weiss 病。患者足舟骨外侧部压缩、碎裂、距骨头向外侧移动，最典型的病理生理改变为距下关节内翻，足弓变低即所谓反常的"平足-内翻"畸形及"距楔关节"的形成。其多发于中老年女性，多为双侧发病。但由于其早期临床表现不明显，舟骨形变不同于舟骨缺血性坏死，非足踝外科医生对此病不熟悉，容易漏诊或误诊。

病因

引起 Müller Weiss 病的原因目前尚不明确，存在先天性的发育异常、后天性原发性骨坏死、外伤、骨化异常等因素。目前的主流观点认为，足舟骨的骨化延迟和异常应力集中于足舟骨外侧是引发 Müller Weiss 病的 2 个基本因素。

临床表现

患者常主诉无诱因的中足背内侧慢性疼痛，负重时明显且逐渐加重，体格检查发现足舟骨区域压痛明显，距舟关节的背外侧可触及骨性突起，足弓降低、后足内翻，典型病例呈现"平足-内翻"畸形,距骨外侧移动、距下关节活动度减少。足负重正位 X 线片表现为"泪滴征"。CT 检查显示足舟骨外侧部压缩碎裂,出现距舟或舟楔关节骨关节炎。MRI 检查显示疾病早期足舟骨骨内水肿影像,T1WI 加权为低信号,T2WI 加权为高信号,骨压缩、碎裂及坏死的区域在所有序列中都显示为低信号。临床上一般按照 Maceira 分期结合中后足可能存在的其他关节病变情况选择手术方案。患者的症状严重性与影像学改变、舟骨形态改变和分期可能不直接相关。

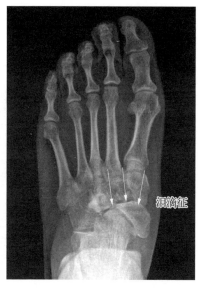

Müller Weiss 病 4 期术前正位 X 线片

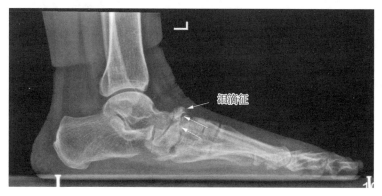

Müller Weiss 病 4 期术前负重侧位 X 线片

Müller Weiss 病临床上通常分为 5 期(Maceira 分期):

• 1 期——X 线片提示无改变或微小改变,MRI 提示骨水肿,轻度距下关节内翻。

• 2 期——距骨头向背侧半脱位。距骨第 1 跖骨轴线向背侧成角。

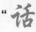

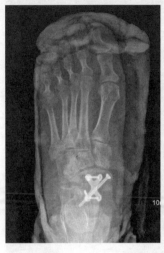

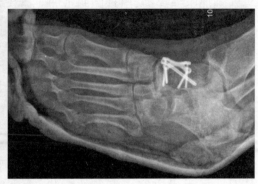

Müller Weiss 病 4 期术后 X 线片

• 3 期——舟骨压缩或碎裂,足弓变低,距骨头和楔骨之间间隙变窄,后足内翻,距骨第1跖骨轴线正常。

• 4 期——后足马蹄畸形,矛盾性扁平内翻足,距骨第1跖骨轴线向跖侧成角。

• 5 期——距骨楔骨成关节,舟骨完全脱位。

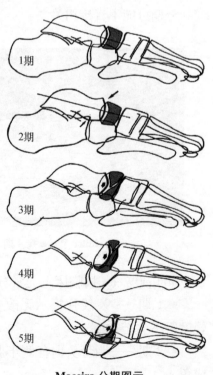

1期

2期

3期

4期

5期

Maceira 分期图示

🌾 **治疗**

1. 保守治疗

1 期、2 期的患者可采用足弓垫,使用非甾体类药物对症治疗。保守治疗 3 个月无效者可考虑手术治疗。

2. 手术治疗

手术的目的在于纠正足部畸形,改善足部功能。

(1)跟骨外移截骨术:纠正后足内翻力线,适用于 Maceira 各期。

(2)距舟关节融合术:如距下关节和跟骰关节受累较少,单纯距舟关节融合术是一种可靠、有效的治疗方法。

(3)距舟楔关节融合术:适用于病变累及距舟关节和舟楔关节的患者,需要植入自体髂骨恢复足内侧柱的长度和结构。

(4)距舟关节与跟骰关节融合术:Müller Weiss 病伴有跟骰关节病变时,该手术可有效缓解 Müller Weiss 病引起的中后足症状,矫正平足畸形和后足内翻畸形。

(5)三关节融合术:Müller Weiss 病合并距下关节及跟骰关节退变时,需要采用足三关节融合术治疗。

成人获得性扁平足

成人获得性扁平足（adult acquired flatfoot deformity，AAFD）是指有症状的成年人继发性扁平足，常以内侧纵弓塌陷和后足及踝关节内侧稳定结构失衡为特征，主要由胫后肌腱功能不全引起，是足踝外科的常见病，其中以可复性平足最为多见。

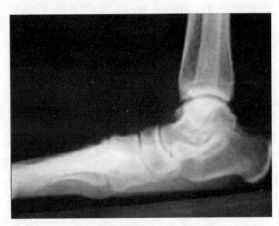

成人获得性扁平足

🌿 病因

造成成人获得性扁平足的因素很多，常见的如胫后肌腱功能不全、肌腱退变、微创伤、炎症、副舟骨及全身系统性疾病等，导致胫后肌腱功能失效，使其在步态周期推进相无法充分内翻距下关节，内侧软组织因承受应力增加而逐渐失效，最终导致足弓塌陷、后足外翻、前足外展。

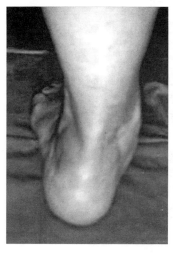
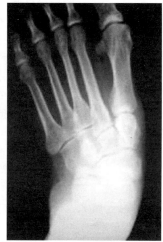

后足外翻　　　　　　　　　　　前足外展

❦ 临床表现

　　成人获得性扁平足起始往往出现足内侧胫后肌腱及内踝部持续的肿胀疼痛,胫后肌腱沿途压痛,单腿提踵力量进行性下降,直至不能,外踝部位出现疼痛,后足外翻畸形,足弓消失,单侧提踵试验阳性。提踵试验在平足诊断中非常重要,当胫后肌腱病变时,单侧提踵试验困难,或伴随内侧疼痛,无胫后肌腱病变的患者可以连续进行 5 次单侧提踵试验而无内侧疼痛。如果提踵时出现后足由外翻位转为内翻位,除了提示胫后肌腱功能良好外,表明此时平足畸形处于 II 期,为柔韧性平足。临床上用 Silfverskiöld 试验来判断小腿三头肌挛缩程度和鉴别跟腱挛缩与腓肠肌挛缩。当膝关节屈曲、伸直而踝关节背伸角度均小于5°时,为跟腱挛缩。膝关节屈曲位时踝关节背伸角度良好,表明腓肠肌存在挛缩。1989 年 Johnson 对胫后肌腱功能不全引起的成人获得性扁平足进行临床分期,后经过 Myerson、Deland、Bluman 不断地完善,现具体分期如下表所示。

成人获得性扁平足临床分期

分　　期	临床表现
Ⅰ期(炎症期)	
A	滑膜炎
B	肌腱部分断裂,无畸形
C	肌腱部分断裂,后足轻度外翻畸形
Ⅱ期(后足外翻)	
A1	合并可复性的前足内翻
A2	合并固定性的前足内翻
B	前足外展
C	内侧柱不稳定
Ⅲ期(固定的后足外翻)	
A	固定的后足外翻
B	前足外展
Ⅳ期(踝关节外)	
A	后足外翻,可复性的踝关节外翻,无关节炎
B	后足外翻,固定性可复性的踝关节外翻,有关节炎

❦ 治疗

胫后肌腱功能不全为临床上最常见的原因,此处的治疗方法主要针对这一原因引起的成人获得性扁平足。

1. 保守治疗

患者要注意休息,适当使用非甾体抗炎药,可采用局部封闭或支具、石膏固定。保守治疗 3 个月无效,可考虑手术治疗。

2. 手术治疗

软组织手术主要包括肌腱修复、肌腱转位、三角韧带、弹簧韧带修复等;骨性手术包括跟骨内移截骨、外侧柱延长、关节制动术等。Ⅲ期、Ⅳ期成人获得性扁平足手术治疗主要为三关节融合术结合截骨术。

(1) Ⅰ期:滑膜和病变肌腱切除修复,趾长屈或拇长屈肌腱转位。术中如果胫后肌腱的完整度比较好,只有部分发生了病变的现象,治疗时应该考虑对其进行重建,但肌腱一旦完全破裂,就应该将病变的组织切除,对患者实施肌腱转移治疗。常用拇长屈肌腱和趾长屈肌腱移位替代恢复部分胫后肌腱的功能。

(2)Ⅱ期:跟骨内移截骨纠正后足外翻畸形,外侧柱延长纠正前足外展,内侧柱截骨或融合来抬高足弓纠正前足旋后。

(3)Ⅲ期:僵硬性平足考虑关节融合术,如距舟关节、距下关节、双关节和三关节融合术。

(4)Ⅳ期:三关节融合术或踝关节置换术。

儿童患者可复性平足可应用距下制动器来纠正平足畸形。

高弓足

高弓足(pes cavus)是指以足纵弓异常增高为主要改变的足部畸形。高弓足按病因可分为神经肌肉性、先天性、获得性及特发性;按畸形节段可分为足前段畸形、足后段畸形及联合畸形;根据畸形的位置和形态常分为单纯性高弓足、内翻型高弓足、跟行型高弓足、跖屈型高弓足。大多数高弓足源于神经肌肉疾病,其中遗传性运动感觉性神经病(hereditarymotor-sensoryneuropathy, HMSN)最常见。创伤后遗症属于获得性畸形。高弓足常合并其他一个或多个部位的复合畸形,如爪形趾,前足的旋转、内收,中足的跖屈、背侧骨性隆起,后足的内翻或轻度外翻,伴或不伴马蹄足等。

病因

高弓足的病因非常复杂,大部分病例是由神经肌肉性疾病引起的,致使足弓降低的动力性因素如胫前肌或和小腿三头肌肌力减弱,以及足跖侧内在肌挛缩,从而造成足纵弓增高。这些神经肌肉性疾病可发生在大脑锥体系、脊髓皮质束、脊髓前角细胞、周围神经和肌肉等不同水平。常见的疾病包括脊髓皮质炎、大脑性瘫痪、脑脊髓脊膜膨出、神经管闭合不全。另一些疾病相对少见,如脊髓纵裂、脊髓栓系综合征、Charcot-Marie-Tooth 病等。

临床表现

各型高弓足的临床表现不尽一致,但前足均有固定性跖屈畸形。随着病程的发展,逐渐出现足趾向后退缩,趾间关节跖屈,跖趾关节过度背伸,呈爪状趾畸形,严重者足趾不能触及地面。由于跖趾关节背伸畸形引起跖趾关节半脱位。足负重区软组织增厚,胼胝体形成和疼痛,溃疡形成。

临床上患者存在足纵弓增高伴爪形趾畸形,X 线片检查 M'eary 角增大、Hibbs 角减小,即可做出高弓足的诊断。Coleman 木块试验是确定高弓足患者前后足关系及鉴别后足是僵硬还是柔韧的一个重要方法。经足负重侧位 X 线片检查:① M'eary 角测量距骨中轴线与第 1 跖骨中轴线的夹角,正常为 0°,若可测量出角度,表明足弓增高。② Hibbs 角测量跟骨中轴线与第 1 跖骨中轴线所形成的夹角,正常值为 150°~175°,高弓足畸形此角度减小。③ 跟骨倾斜角测量跟骨跖侧皮质旁线与水平线夹角,正常值为 30°。正位 X 线片检查:跟距角测量跟骨与距骨之间角度,正常值为 15°~30°;足前段畸形包括前足(中足)的跖曲、内收,即 M'eary 角 > 0°,

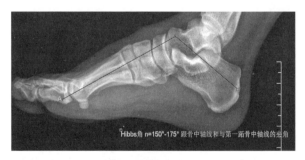

Hibbs 角测量

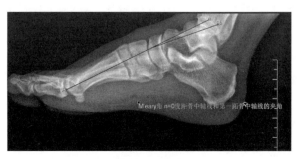

M'eary 角测量

跟骨倾斜角<30°；足后段畸形指跟骨倾斜角>30°及内翻，即 Hibbs 角<150°，跟距角<20°表明有后足内翻畸形，高弓足越严重，中足的宽度就越窄。MRI 检查可以判断肌腱损伤的情况。

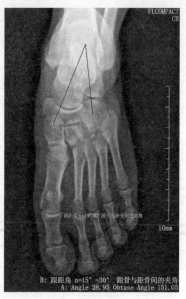

B: 跟距角 n=15°-30° 跟骨与距骨间的夹角
A: Angle 28.95 Obtuse Angle 151.05

跟距角测量

🌸 治疗

1. 保守治疗

保守治疗在一定程度上只能减轻症状，既不能矫正高弓足畸形，也不能防止畸形加重。早期可以拉伸跖筋膜，定制专门的鞋垫，进行理疗等。

2. 手术治疗

当高弓足已妨碍负重行走、穿鞋，或进行性加重时，则应手术治疗。手术方法包括软组织平衡术和骨性手术。软组织平衡术就是平衡足踝肌力的手术，如跖筋膜松解、胫后肌腱移位、跟腱延长术等。骨性手术和踇外翻一样，根据患者的不同情况，由很多手术综合组合为不同的手术方案，包括各种截骨矫形或关节融合术。

（1）前足高弓足的手术治疗

1）柔性前足高弓足的手术治疗：软组织松解术和腱转移术。跖腱膜松解术是最常用的软组织松解术，另外需根据情况行腓骨长肌腱松解、延长，肌力不平衡时需要肌腱转位术来平衡。若恰当的软组织松解术后仍残留畸形，则需行截骨术或关节融合术。

2）僵硬性前足高弓足的手术治疗：在软组织平衡的前提下采用骨性手术，包括截骨术或关节融合术。

3）跖骨截骨术：第 1 跖骨固定性跖屈，需采用第 1 跖骨闭合性背侧楔形截骨术。

4）跗跖关节背侧楔形截短融合术：分别切除跖骨底至楔骨远

端楔形骨片。

对于踝关节正常、距下关节活动疼痛或者僵硬不伴疼痛者,以及继发于神经病变肌力不平衡最终形成的高弓足患者,则需行三关节融合术及相关的肌腱转移术。

(2)中足高弓足的手术治疗

1)柔性中足高弓足的手术治疗:对于柔软的中足高弓足,施行跖腱膜松解联合跟骨或跖骨截骨术。对于中足的轻、中度僵硬的高弓足畸形,需辅以中足骨性手术。

2)僵硬中足高弓足的手术治疗:

Cole 跗骨前侧楔形截骨术:在舟骨和骰骨中点与远楔骨和骰骨之间作一楔形截骨,取出骨块抬起前足让截骨面自然靠拢,畸形的足外观得到纠正。

Japas"V"形跗骨截骨术:"V"形截骨的顶点在高弓足最高点近侧,通常位于足舟骨上,术中不去除骨质,把远侧截骨块的近侧缘向跖侧压低,抬起跖骨头,可纠正增高的足弓,矫正前足内收、内旋,同时增加了足底的长度。但不能矫正后足或中跗关节的畸形。

辅助性手术:软组织严重挛缩时需要增加中足关节囊松解术、相应的肌腱延长术。若中足手术后仍存在畸形,根据情况可行外侧柱缩短术,可通过骰骨、跟骨外侧部或跟骰关节来完成。

(3)后足高弓足的手术治疗:临床上用 Coleman 试验判断后足柔韧性,并以此来决定术式。

1)关节柔韧性后足高弓足手术:前足腓骨长肌肌腱松解、延长或转移术,第 1 跖骨背侧楔形截骨术、跖筋膜松解术或以上几种手术的结合。若畸形仍未矫正,则需根据关节的活动度,先考虑保留关节的手术。手术复位足距跖轴线,矫正足的三柱畸形,若仍留有后足内翻、内收畸形的,可进一步行跟骨截骨术矫正。

关节僵硬性后足高弓足手术:患者需行三关节融合固定术。通常三关节融合固定术只用于治疗 12 岁以上儿童的严重畸形。无论软组织手术还是骨性手术,足的肌力平衡很重要,肌腱移位术可很好地避免高弓足的畸形复发。

痛性足副舟骨

足副舟骨起源于足舟骨的继发骨化中心的先天异常,在舟骨结节处形成一个独立的副骨,为常染色体显性遗传不全显性,足副舟骨患者大多无临床症状。当外伤造成副舟骨炎及舟状骨部位的滑囊炎、胫后肌腱炎、腱鞘炎、舟状骨和副舟骨退行性关节炎等,可引起足内侧在隆起的近端胫后肌腱部位疼痛和压痛,严重影响患者的工作和生活。痛性足副舟骨(painful accessory navicula)是指足副舟骨患者出现副舟骨周围和胫后肌腱近端的疼痛。

正常人群中17%的人足有副舟骨。副舟骨是足结构上的一种缺陷,影响足的稳定。正常的胫后肌腱经过舟状骨内侧下方,止于内侧两个楔骨和第2、3跖骨底侧。当有副舟骨时,胫后肌腱走行于副舟骨内侧的上面,且较牢固地止于副舟骨上。这破坏了胫后肌腱固有的提起足纵弓和内翻足的作用,极易引起平足并易劳损

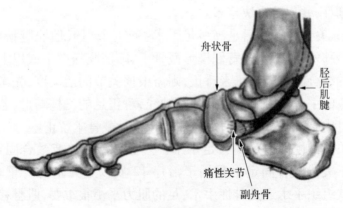

舟状骨

胫后肌腱

痛性关节

副舟骨

副舟骨示意图

而引起症状。

病因

胫后肌腱在足副舟骨有一异常止点，其作用力通过足副舟骨及支持组织传至足舟骨而在两骨之间产生一个异常扭矩，造成局部活动紊乱，使足副舟骨的支持组织及足内侧纵弓的支持组织发生疲劳、损伤和非特异性炎性反应而出现疼痛。

临床表现

大多数患者在幼年或青春期时出现疼痛等症状，幼年时多因鞋子对足副舟骨的挤压而出现疼痛，有时也可因足纵弓进行性扁平导致。成年时多是因足部创伤引起，常见的是足部扭伤。老年患者出现症状与胫后肌腱功能不良有关。痛性足副舟骨患者最常见的主诉是中足内侧疼痛和触痛，查体见足舟骨内侧肿胀、有红斑、隆起畸形及压痛，部分患者可伴有扁平足，上述症状在负重及行走时可加重，严重者可有行走不便。辅助检查 X 线片、CT 可以明确副舟骨存在，观察是否有关节炎、囊性变；MRI 检查可以观察疼痛舟状骨的水肿高信号变化，同时可鉴别骨折。

1907 年 Dwight 首先为副舟骨分型。后来 Coughlin 依据足副舟骨形状、大小、与胫后肌腱的关系及与舟状骨是否有纤维软骨相连等将其分为三型，I 型大约占足副舟骨总数的 30%。II 型及 III 型共占足副舟骨总数的 70% 左右。

- I 型——为小的骨块，边缘整齐，圆形或椭圆形，与足舟骨无骨小梁或纤维软骨相连，以胫后肌腱内籽骨为特征，少有疼痛。
- II 型——副舟骨和舟骨结节间以纤维软骨相连。此型易在受到外伤后出现症状。
- III 型——副舟骨和舟骨结节间有部分骨相连，很少出现疼痛。

❧ 治疗

1. 保守治疗

患者应减少中足内侧面压力和炎症反应,例如,穿宽松舒适的鞋子,避免剧烈活动;可选择物理治疗;做足趾屈肌抓毛巾等长收缩锻炼,通过增加足内侧纵弓高度治疗痛性足副舟;石膏固定减少对足副舟骨由于胫后肌腱牵拉性造成的微小创伤;适当使用非甾体抗炎药止痛。保守治疗 6 个月效果不理想须考虑手术治疗。

2. 手术治疗

(1) 内固定融合术(常用手术):切除足副舟骨与足舟骨间纤维软骨组织,用螺钉将足副舟骨与足舟骨融合。

(2) Kidner 改良手术:切除足副舟骨、咬除及修整有明显突出的足舟骨粗隆,切断胫后肌腱在足舟骨的主要附着点,并将其重置于足舟骨的下方,以恢复胫后肌腱的力线方向,改善足纵弓。

(3) 根据不同的情况常需要联合其他手术:如平足畸形的矫正、腓肠肌挛缩的松解、距下关节不稳定等的处理。

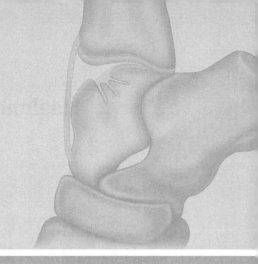

后足篇

Haglund 综合征

Haglund 综合征（Haglund syndrome）是止点性跟腱炎、跟骨后上突增生（Haglund 畸形）与跟腱滑囊炎（Haglund 病）的统称。Haglund 畸形最早由瑞典骨科医生 Patrick Haglund 于 1928 年提出，异常的跟骨后上突与跟腱下滑囊和跟腱组织机械性撞击引起后足疼痛。Haglund 畸形常会伴有跟腱下滑囊炎、跟腱浅层滑囊炎、跟腱炎和跟腱周围炎等跟腱末端病的病理变化。这些综合原因所致的疼痛称为 Haglund 综合征。其中跟腱滑囊炎（Haglund 病）好发于年轻人（30 岁左右），而伴有骨赘形成的止点性跟腱炎则好发于年龄更大的人群。

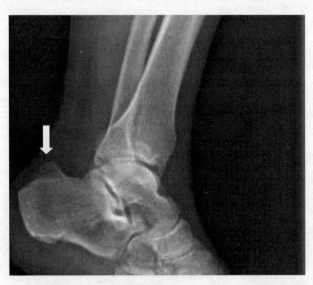

Haglund 畸形

病因

跟腱末端疾病常因剧烈运动反复牵拉韧带止点引起，早期不伴骨质异常及畸形，开始在活动多后感到疼痛，以后可转为持续性疼痛。Haglund 综合征其病因尚不明确，与遗传及力学异常相关。发育异常、反复撞击、外伤后遗症等常是诱发原因。

临床表现

足跟部的疼痛休息后可减轻，活动后则会加重。体检时可见跟腱止点部外观正常或增大，跟腱两侧压痛和肿胀，跟腱止点处深压痛，足背屈时出现疼痛。患者单足提踵困难或引发疼痛，影响穿鞋，或穿窄小或硬帮的鞋后，突出部皮肤和鞋帮摩擦产生炎症，引起疼痛。跟腱滑囊炎一般发病于运动不多的中老年人。足侧位 X 线片可见跟腱附着部骨质增生。

Haglund 畸形一般多发于年轻人，表现为跟骨结节后外侧的突出。如不合并有滑囊炎可以无临床症状。很多患者止点性跟腱炎、跟腱滑囊炎和 Haglund 畸形共同存在。

站立位拍摄足侧位 X 线片，测量跟骨后角，如果该角大于 75°就可认为是突出过大。对于有症状的 Haglund 综合征患者，多表现为同时伴有跟骨后角大于 75°及跟骨倾斜角大于 90°；MRI 检查可使跟腱和滑囊显影，并显示跟骨后上方的任何骨性异常。对于非手术治疗效果不佳的患者，术前行 MRI 检查能帮助确定术中需注意哪些解剖结构。MRI 检查还可直观地呈现跟腱炎的程度，并与单纯的滑囊炎相鉴别。

治疗

1. 保守治疗

患者应更换舒适的鞋袜，抬高患肢，注意休息，选择理疗和按摩,使用支具,外用敷药和使用非甾体抗炎药镇痛,必要时可以进行封闭治疗。保守治疗6个月无效的通常要采用手术治疗。

2. 手术治疗

手术可切除止点部跟腱退变和炎性组织、滑囊及增生的跟骨后上结节。对于经保守治疗效果不佳的患者,则可以采用关节镜下微创清理术。手术仅需跟腱旁2个7毫米的切口就可以完成,术中用刨削刀清除跟骨后滑囊和炎性组织,用磨钻切除跟骨后上方骨赘。术后患者需佩戴支具3~4周,按照康复计划训练10周左右就可以恢复。关节镜手术治疗相对微创,但适应证较窄。Jerosch等认为对跟腱钙化者应列为关节镜手术的禁忌。

如果跟腱病变范围较大,剥离范围超过跟腱止点范围50%时,切除病变组织后失去跟腱附着,需重建跟腱止点,将跟腱用锚钉直接固定于跟骨结节。不能重建止点时,需要行肌腱移位重建跟腱,如使用屈拇长肌腱重建跟腱。

腓骨肌腱滑脱症

腓骨肌腱滑脱症（symptomatic subluxation or dislocation of the peroneal tendons）是指腓骨肌腱在腓骨远端从腓骨沟中滑脱，失去支撑点，产生外踝部疼痛、不稳、有弹响等一系列临床症状。腓骨长、短肌位于外踝后侧管沟中，当足踝部过度跖屈内翻或过度背伸外翻发生扭转时，引起肌腱拉伤或悬架于外踝与跟骨之间的支持带断裂，肌腱因失去约束而从外踝后方面前滑脱；也可因外踝发育不全，沟管变浅，支持带松弛或缺如，在肌腱紧张时，易向前滑脱。

病因

引起腓骨肌腱滑脱症的因素多样，主要包括以下几个方面。

（1）解剖学因素：踝沟发育不良，腓骨肌上支持带缺如或松弛。

（2）外伤因素：足在内翻位时强力背伸，腓骨肌强力收缩，肌腱就从腓骨远端的后方脱位到前方，滑脱至腱鞘和肌腱沟之外。

（3）其他因素：畸形愈合的外踝骨折或仰趾、足外翻畸形等，改变腓骨肌腱沟的解剖结构或腓骨肌腱的力学结构，引发腓骨肌腱滑脱。

临床表现

急性损伤后患者常有外踝部肌腱滑脱感，局部肿胀，皮下瘀血、青紫、疼痛，足背伸外翻时疼痛更为明显；沿腓骨长短肌腱有压痛，该肌腱紧张、痉挛，足踝部不能做内翻活动。慢性损伤患者腓骨长、短肌腱常移位于外踝外上,行走时可出现弹响,故称"弹响踝",一般不影响踝关节的负重与行走功能。外踝处的跳动和弹响是诊断依据,特别是在上楼梯时。采用激发试验,即足抗阻力背屈、外翻和外旋时发生疼痛可以明确诊断。使足做环绕动作时检查者触摸腓骨肌沟的前尖端可查出肌腱的脱位情况。X线片检查常为阴性,有时可见外踝后缘有小的撕脱骨片,CT检查结果的阳性率高。

Oden 将腓骨肌腱滑脱分为 4 型:

• Ⅰ 型——上支持带松弛,腓骨肌腱位于腓骨及骨膜之间。这种类型占所有腓骨肌腱滑脱的 50% 以上。

• Ⅱ 型——外踝上的纤维软骨脊连同上支持带一并从腓骨上撕脱,腓骨肌腱由脊下滑脱。

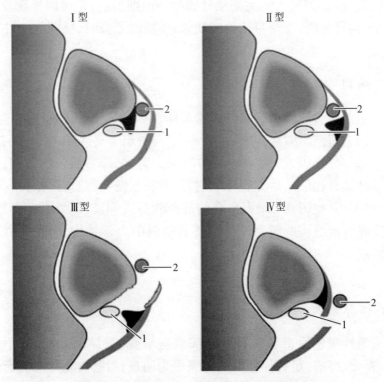

腓骨肌腱滑脱分型(1 为腓骨长肌,2 为腓骨短肌)

- Ⅲ型——上支持带连同纤维软骨脊在腓骨附着处撕脱骨皮质,腓骨肌腱滑脱。
- Ⅳ型——上支持带发生完全断裂,腓骨肌腱滑脱,比较少见。

✠ 治疗

治疗方案应根据损伤情况制订,急诊修补腓骨肌上支持带,非负重石膏管型固定4周,再换短腿负重石膏管型固定2~3周,随后开始踝关节功能活动锻炼。

慢性或复发性肌腱脱位应当采用外科手术治疗。容易导致复发性脱位的解剖学因素包括上支持带失效、腓骨肌沟浅或腓骨远端后侧表面突出。

常用的手术方法有五大类:

(1)骨膜附着术:外踝表面做一骨-骨膜瓣,将其包裹腓骨肌腱,再与骨膜及软组织缝合,重建腓骨肌支持带。

(2)腓骨肌沟加深术:使腓骨肌沟加深,为辅助手术。

(3)肌腱成形术:利用腘绳肌腱重建上支持带。

(4)骨阻挡术:从腓骨远端取一个3厘米×5厘米的长方形皮质骨片,修整骨片以适合骨床的轮廓,然后将其向远侧移动1~1.5厘米,并用3.5毫米 AO 螺钉固定。

(5)肌腱改道术:脱位的腓骨肌腱移位至跟腓韧带下。

跗骨窦综合征

跗骨窦综合征(sinus tarsi syndrome)指引起跗骨窦部位疼痛的疾病的总称,70%是由踝关节损伤引起的。1958年,O'connor首先提出附骨窦综合征这一概念。在解剖上,跗骨窦是距骨和跟骨之间的间隙,其内有距跟骨间韧带、颈韧带、后距下关节(距骨关节和跟骨关节)、伸肌支持带、脂肪垫,以及小血管、关节囊、神经末梢、滑囊等各种解剖结构,该区组织多且细小,在踝关节扭伤时,这些组织容易损伤,产生疼痛。主要表现为患者在行走时踝关节外踝前下方凹陷不稳的疼痛,可以伴有不平地面,甚至于平地的踝关节不稳感。

❧ 病因

引发跗骨窦综合征的因素包括:① 距下关节内滑膜炎;② 距跟骨间韧带损伤;③ 跟腓韧带损伤;④ 距下关节内软骨损伤;⑤ 距下关节骨挫伤;⑥ 异常的关节磨损;⑦ 脂肪垫瘢痕增生;⑧ 跗骨窦内囊肿或良性肿瘤等。70%的患者有踝关节内翻损伤病史、窦腔内出血、韧带撕裂、瘢痕、关节滑膜增生嵌入窦腔、周围组织增生纤维化压迫血管、跗骨窦腔内压力增高;其他30%无外伤史者包括足部畸形、痛风性和类风湿性关节炎、足部肿瘤等;也存在医源性跗骨窦综合征。目前公认的两种发病机制假说为窦间韧带损伤机制假说和窦内压力增高机制假说。

❧ 临床症状

跺扭伤后,踝外侧和跗骨窦部慢性疼痛,足旋后内翻活动时疼痛加重,足部负重活动时疼痛加重,休息后可缓解。可伴有自主神经功能紊乱的症状,如小腿发凉、发软,足趾、足部麻木不适感。查体时跗骨窦区可有锐性压痛。跗骨窦局部封闭后疼痛症状可消失。MRI 检查可帮助诊断。

❧ 治疗

1. 保守治疗

大部分患者在4~8周后可以恢复正常的功能,如理疗、使用非甾体类消炎止痛药、行跗骨窦部封闭治疗。一般来说,局部封闭对疼痛可能有效,但对行走时的恐惧感无效。对于有不稳定感觉的患者应进行腓骨肌腱的锻炼和本体感觉的训练。可采取制动,如使用胶带或支具固定,限制距下关节的活动。经过保守治疗 3~6月以上,跗骨窦局部疼痛症状不能缓解的可行手术治疗。

2. 手术治疗

手术的目的是使跗骨窦减压,手术包括局部清理和伴发损伤的治疗。对于跗骨窦局部的滑膜炎、瘢痕组织在关节镜下彻底清理可以缓解局部疼痛;对于有行走恐惧感的病例,往往存在伴发踝关节外侧副韧带的陈旧性损伤,需要同时进行踝关节稳定性重建;对于伴发距下关节晚期关节炎的病例或已出现局部畸形的病例,可以采用跗骨窦融合固定术,固定跗骨窦局部关节,从而达到消除疼痛的目的。

总之无论切开手术还是镜下手术,手术时应注意:① 探查距下关节面有无骨软骨损伤;② 取出关节游离体;③ 切除关节内的粘连;④ 切除炎症、增生的滑膜;⑤ 切除撕裂或引起挤压的软组织;⑥ 评价距下关节的稳定性,如果距下关节已有明显的退变,可能需要行距下关节融合术。术后并发症有腓肠神经损伤、切口感染、窦道形成等。

跗骨融合

跗骨融合(tarsal coalition)是引起后足疼痛的原因之一,是指两个或两个以上跗骨联合,形成单一结构,也称跗骨桥。跗骨融合可以是纤维性、软骨性或是骨性,不同的跗骨融合受累,是引发后足疼痛的病因。国内报道成人通过足和踝关节 X 线片发现跗骨融合发生率为2.8%,在足踝部疼痛患者中占4.5%。国外报道人群中的发病率约为1%,在人群调查中有半数为双侧。由于非足踝外科医生对该疾病缺乏了解,临床此病常常被误诊或漏诊。其中跟距融合和跟舟融合是最常见的两个类型,其他的如跟骰、距舟融合则相对少见。

病因

目前认为该疾病与常染色体显性遗传相关。根据病因,跗骨融合分为先天性跗骨间融合和继发性跗骨间融合。

临床表现

跗骨间融合患者常主诉踝关节周围疼痛,可以明确在内侧或外侧,但不能精确定位。内踝尖下方触及包块往往提示跟距骨桥,通常患者多为青壮年。许多患者即使出现了跗骨融合也可没有任何临床症状,成年患者往往是因为受到了一定程度的外伤就诊时才发现的。查体可见患者后足外翻角度增大或减少,可伴有扁平足畸形。存在腓肠肌痉挛扁平足并不意味着一定有跗骨间融合,

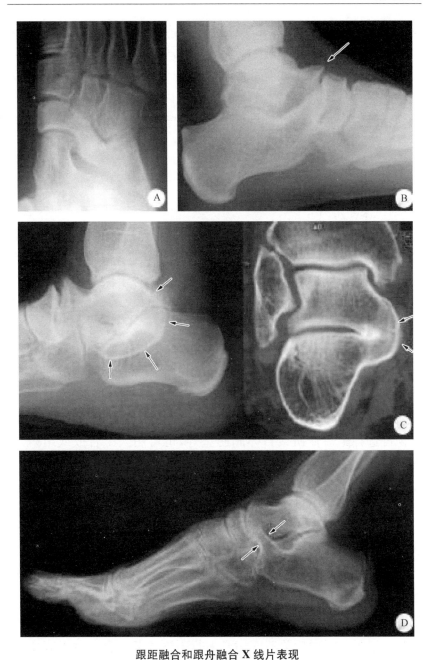

跟距融合和跟舟融合 X 线片表现

A. 45°斜位示跟舟骨桥形成；B. 距骨"鸟喙征"；C. C 型征提示跟距融合；D."食蚁兽鼻"征提示跟舟融合

因为其他继发性疾病也可导致该畸形,如类风湿关节炎、骨样骨瘤、外伤等。大多数跗骨融合可经 X 线片检查确诊,常规足踝部正侧位及斜位片可显示跟舟和距舟骨性融合;CT 检查可以更好地发现跟距融合以及多发融合;MRI 检查可以显示跗骨融合组织的成分,有效鉴别骨性融合、纤维或软骨性融合。

✤ 治疗

1. 保守治疗

无症状者不必治疗。有症状的患者,可通过休息、患足避免剧烈运动、口服非甾体抗炎药、穿矫形鞋或者佩戴支具等进行保守治疗,往往能够达到一定的缓解症状的效果。对于保守治疗无效者可采取手术治疗。

2. 手术治疗

(1)开放手术骨桥切除术:应注意保护周围神经、血管、肌腱,减少对关节囊的破坏。对于较大范围的骨桥,应沿两关节面平行切除,切除范围以不干扰正常关节活动为宜。骨桥切除后常规于骨面涂骨蜡止血。为防止骨桥复发,可在关节间隙植入软组织,植入物可选择趾短伸肌或自体脂肪垫等,也可用人工合成或组织工程材料。

(2)关节镜清理骨赘切除术:创伤相对较小,术后恢复快,但切除后间隙软组织植入困难。关节镜微创有严格的适应证:① 有症状;② 病变位于后关节面;③ 病变累及关节面范围<50%;④ 距骨面和距下关节面无关节炎;⑤ 保守治疗无效。

(3)关节融合术:如果症状持续不缓解,关节退变严重,关节炎或者骨桥反复复发者,可考虑关节融合手术。单纯跟舟骨桥关节周围病变应行距舟关节或跟骰关节融合,病变严重者行双关节融合。跟距骨桥中后关节面病变多行距下关节融合。对于病变范围广泛、后足畸形严重者可行三关节融合。

跟骨高压症

跟骨高压症（high pressure of calcaneus）是指由于跟骨内不断增加的骨内压和血管淤血导致跟骨高压引起的疼痛综合征，与跟骨解剖特点有关，跟骨主要由海绵松质骨构成，髓腔静脉窦较大，且处于身体最低处，当骨内静脉回流受阻，由于出骨皮质静脉没有静脉瓣，骨内血量很容易增多造成血液瘀滞，跟骨髓腔内多是静脉窦，外面一个相对封闭的硬壳腔隙，不能自行缓冲调节，容易引起跟骨内压增高。

病因

跟骨高压症的病因尚不明确，目前认为跟骨内压增高与血管淤血有关。临床上跟骨钻孔减压术治疗跟痛症有效，从侧面证明跟骨高压是可能的病因。

临床表现

跟骨高压症患者足跟部疼痛，影响行走，早期下肢抬高休息可使症状减轻或消失。检查时可在跟骨的内侧或外侧均有压痛和叩击痛。一般非手术治疗效果不佳，有时可能使跟骨疼痛加重。跟骨静息痛反映了跟骨内高压的存在，是区别于其他跟痛症的主要特征。跟骨高压症患者夜间静息时副交感神经兴奋性增强，骨内毛细血管扩张，跟骨髓内淤血更加明显，骨内压更高而出现静息痛。跟痛症表现在跟骨的跖面疼痛及压痛，用封闭治疗常能取得满意效果。

治疗

1. 非手术治疗

跟骨高压症早期患者可抬高下肢休息,1~2周后症状可缓解或消失,也可采用物理治疗。经非手术无效者,可进行手术治疗。

2. 手术治疗

手术治疗的目的是降低跟骨内压力,主要的手术方法有两种。

(1)不切开皮肤,局麻下用3~3.5毫米的骨圆针,从跟骨的外侧向内侧与跟骨垂直刺破皮肤后钻6~8个孔,最好穿透对侧骨皮质。

(2)从跟骨的外侧做切开钻孔,自跟骨结节下方开始,向前下做弧形切口至外踝下方,跟距关节下方约1厘米处,切口长4~5厘米,切开皮肤、皮下组织及筋膜,推开骨膜后,用直径3毫米的钻头,间距0.5~1厘米,成行排列,钻6~8个孔。置引流后缝合切口,术后24小时拔出引流。术后患肢抬高,做下肢肌肉静力锻炼,2周后下地活动。

跟痛症

跟痛症(painful heel syndrome)是足跟部周围疼痛性疾病的总称,是足部比较常见的临床现象,其特点是跟骨疼痛,多发生于中年以后男性肥胖者,与跟骨周围组织劳损和退化关系密切。

❧ 病因

跟痛症原因较为复杂,确切的机制尚不清楚,与足底跖腱膜损伤、跟垫病变、跟骨病变中的跟骨骨刺、跟骨骨质疏松,跟骨高压症等多种结构病变相关,其他包括脊柱关节病、神经相关性疾病也有关系。其中足底跖腱膜炎是跟痛症的主要原因。

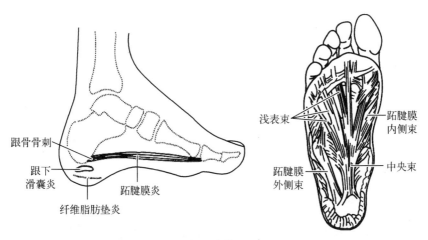

足底跖腱膜图示

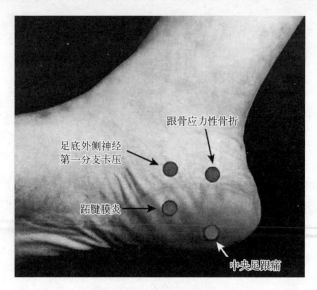

常见跟部不同部位的压痛点

（引自 Michael J.Coughlin，Charles L.Saltzman，Robert B.Anderson，唐康来、徐林等译，2016）

❧ 临床表现

跟痛症主要表现为足跟跖面疼痛，步行或站立时疼痛加重，足跟骨跖面内侧结节处有局限性压痛。人在行走时，骨刺与周围肌肉、腱膜等软组织产生摩擦，造成不同程度的组织损伤，促使足跟局部发生无菌性炎症。炎症及其代谢产物刺激了足部的神经末梢，从而出现疼痛及不适。此外，行走时骨刺对足底部皮肤及软组织的压迫和跟骨内血液瘀积、骨内压增高也是产生疼痛的原因之一。

❧ 治疗

1. 非手术治疗

患者应减少走动，不负重，并注意防寒保暖。应选择合适的鞋子，少穿质地较硬的皮鞋，建议穿舒适的布鞋，尺码可略大些。使用蜂窝鞋垫,足底疼痛区域部分挖空,使骨刺不与鞋底直接接触来减轻疼痛。平时注意调节饮食和生活方式,保持积极乐观的情绪。

使用镇痛药物是非手术方法治疗跟痛症的基础。牵伸跟腱、跖腱膜和足内在肌有助于缓解疼痛;局部间断地冰敷有利于减轻疼痛、缓解跖腱膜炎症反应;每天早晚可用热水泡足 15~20 分钟,可用手指在足跟部做按摩,用拇指挤压足底部皮肤,顺时针和逆时针方向交替进行,可短期缓解疼痛症状,但长期疗效不确切;矫形鞋常常用于辅助治疗。在疼痛局部可选冲击波、蜡疗、超声波、红外线等物理治疗。另外,富血小板血浆、类固醇激素局部注射可有效缓解跟痛症。经保守治疗 6 个月无效或复发的患者可行手术治疗。

2. 手术治疗

推荐关节镜下跟骨骨刺切除术和跖腱膜清理术。手术采用跟骨内侧双入路,第一个入路位于内踝后缘与脂肪垫交界处,第二入路位于第一个入路前方 2.5 厘米,该入路操作更加方便、安全有效。术中松解跖腱膜的内侧束和中央束,保留外侧束,彻底切除骨刺,清理跖腱膜止点。

还可根据跟痛症的病因选择其他手术,如足底外侧神经第一分支松解术、远端踝管松解术、腓肠肌腱膜切断松解术等。

踝管综合征

踝管综合征(tarsal tunnel syndrom)是足部疼痛不适的常见病,1960年由Kopell最早描述,是指踝管发生狭窄,致使管内的胫神经和胫后血管受压所引起的一种以足底阵发性麻木和疼痛为主要特点的临床症状。踝管是由屈肌支持带、内踝、距骨、跟骨、三角韧带和跟腱围成一个无伸缩的骨纤维管道,各种使踝管变小、踝管内容物张力增大的因素均可压迫胫神经出现足部症状。运动性损伤所致的屈肌支持带病变是引起踝管综合征的最主要原因。

病因

踝管容积减少,造成神经通道狭窄的各种因素,均可引发踝管

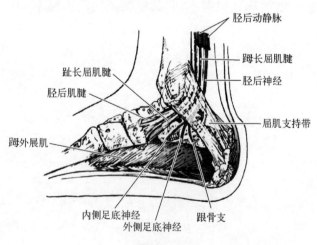

踝管解剖图示

综合征,如踝管周围损伤、骨折骨质增生、腱鞘炎腱鞘囊肿、踝管内占位性病变等,与内分泌有一定关联。

⚜ 临床表现

患踝管综合征可出现内踝酸痛,足底烧灼样疼痛或麻木,站立行走活动症状加重。体检叩击踝管神经可诱发足部疼痛麻木即Tinel 征阳性。外伤患者 X 线片检查显示有骨质增生、骨赘等骨性异常改变,肌电图可显示神经传导速度减慢,及所支配肌肉失神经改变。踝管内占位 MRI 检查可初步鉴别肿瘤性质。

⚜ 治疗

1. 非手术治疗

踝管综合征早期可采用局部理疗、踝管内封闭等保守治疗。非手术治疗后症状不见缓解,病程长或症状反复发作者应考虑手术治疗。

2. 手术治疗

要根据患者发病原因制订手术方案,手术方法包括踝管减压,在屈肌支持带后下半部切断此韧带;切除踝管内致压物(肿瘤、骨赘等);对有神经变性者松解胫后血管、胫神经鞘及胫神经等。

距骨骨软骨损伤

距骨骨软骨损伤(osteochondral lesion of talus，OLT)是指距骨关节面软骨连同软骨下骨的损伤,多表现为局部关节软骨剥脱,并可累及深部的软骨下骨。大多数距骨骨软骨损伤可能是由踝关节骨折和踝关节扭伤等创伤引起的。是踝关节慢性疼痛的主要病因之一,多见于男性,通常发生在20~30岁之间,约10%双侧受累。

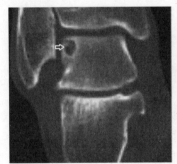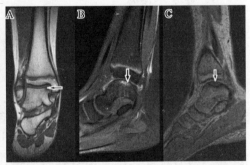

距骨骨软骨损伤

🌼 病因

距骨骨软骨损伤的发病机制和创伤、遗传因素相关,具体病因尚不十分明确。目前认为创伤和反复的慢性损伤,如踝关节反复扭伤、崴脚是引起距骨骨软骨损伤的主要因素。98%的距骨顶内侧和70%的距骨顶外侧的距骨骨软骨损伤与创伤有关。

🌸 临床表现

距骨骨软骨损伤没有特异性表现,长时间行走后踝关节疼痛,进行运动后疼痛加重,可有绞锁,乏力。检查踝关节有不同程度的肿胀,关节间隙压痛,少数患者踝关节屈伸活动时有磨砂感,有不稳现象。追问病史以前常存在踝关节扭伤病史。

临床上采用 MRI 的 Hepple 分型:

- Ⅰ型——仅有关节软骨损伤。
- Ⅱa 型——关节软骨损伤,合并软骨下隐匿性骨折和周围骨髓水肿。
- Ⅱb 型——同Ⅱa 型不合并骨髓水肿。
- Ⅲ型——和距骨体分离的软骨块,但无移位。
- Ⅳ型——合并软骨下骨囊肿。

🌸 治疗

1. 保守治疗

患者应注意休息,患肢部分负重或支具固定,适用于Ⅰ型、Ⅱ型的患者,系统性随访疗效不理想。

2. 手术治疗

距骨骨软骨损伤主要依赖手术治疗。

(1)关节镜微创为一线手术:① 微骨折,病灶清理术;② 软骨损伤面积<1.5 平方厘米,钻孔术。

(2)特殊类型损伤的手术:① 骨软骨块原位固定;② 骨软骨移植(自体/异体),囊肿直径 8~20 毫米;③ 软骨细胞移植;④ 骨-骨膜移植,常用于"V"形软骨下囊肿直径>8 毫米;⑤ 假体表面置换;⑥ 逆行植骨;⑦ 富血小板血浆;⑧ 青少年异体软骨颗粒移植。

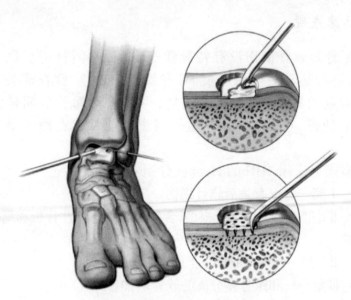

微骨折治疗：关节镜下病灶清理

距骨坏死

距骨坏死(avascular necrosis talus)是指距骨失去其正常骨的结构。距骨由 6 个关节面组成,距骨关节面占表面约 70%,是全身唯一无肌肉起止附着的骨骼。外伤致距骨颈或体骨折后,距骨体血供破坏造成缺血坏死,在踝关节遭受严重损伤时,可使距骨的血供遭到完全破坏而发生缺血性坏死。最终导致距骨体塌陷变形,造成踝关节骨性关节炎。

病因

在距骨坏死的病例中,特发性约占 10%,药物性与其他原因(应用激素类药物、慢性酒精中毒、高血脂、骨营养不良等)约占 15%,最常见的是外伤距骨骨折所致,约占 75%。

临床表现

距骨坏死的主要症状为踝部疼痛,常伴有肿胀、跛行、不能负重、关节僵硬及功能障碍,踝关节活动时有粗糙摩擦音。X 线片检查表现为不均匀性密度增高,周围有囊变区,距骨体发生塌陷,体积变小,晚期可出现骨质硬化,关节间隙变窄等。CT 检查可见囊性变或局灶性硬化,软骨下透亮区,软骨塌陷,关节间隙变窄等。MRI 检查表现为多条不规则条带状裂隙样低信号病灶,边缘有时可见少许高信号,骨皮质破坏或完整。

Horst 等将股骨头坏死的 FicatArlet 分期进行修改并应用于距

骨坏死,具体分期如下:

- Ⅰ期——只有在核素骨扫描或 MRI 检查时才能发现阳性改变。
- Ⅱ期——出现软骨下硬化,但无距骨塌陷,X 线片可见这种改变。
- Ⅲ期——距骨体塌陷,但不合并距胫关节和(或)距下关节的退变。
- Ⅳ期——距骨体塌陷同时伴有距胫关节和(或)距下关节的退变。

Ⅰ期、Ⅱ期距骨大体形态正常,未累及关节面,认为是早期距骨坏死。

MRI 检查能敏感地反映距骨坏死早期出现的骨髓组织异常。距骨缺血后髓腔内脂肪细胞出现坏死,病变区域在 T1/T2WI 加权可形成带状低信号"线样征","线样征"代表活骨与死骨反应界面,低信号带为硬化骨,高信号带代表肉芽组织。这种带状性改变被认为是早期距骨坏死的特征性征象。

⚜ 治疗

1. 保守治疗

保守治疗的观点认为缺血性坏死多可自行修复,很少发生塌陷,故可采用避免负重、延长固定时间来治疗。例如,避免负重 3 个月,或用手杖或膝下踝关节支具部分负重 6~8 月。如距骨仅有部分坏死,则可负重。用支具保护防止内翻或外翻,则允许负重保护 6 个月。

2. 手术治疗

手术治疗的观点认为距骨坏死发生后,即使不塌陷,也可诱发距下或踝关节创伤性关节炎,造成功能障碍。特别是晚期发生坍塌或骨关节炎时应手术治疗。

(1)关节融合术:胫距关节、距下关节、距舟关节、胫距跟融合加骨块移植手术成功率更高。

（2）关节置换术：人工全距骨假体置换，暂缺乏长期随访效果。全踝关节置换对于距骨坏死适应证狭窄。

（3）骨软骨移植术与自体骨髓细胞移植术：将正常的自体透明软骨移植到缺损区。

（4）带血管蒂的骨瓣移植及骨膜、骨瓣逆行移位术等：如带旋髂深血管蒂髂骨瓣移植治疗距骨坏死，骨膜骨瓣主要帮助距骨软骨坏死修复。

足底筋膜炎

足底筋膜炎（plantar fasciitis）是足底筋膜发生的无菌性炎症，好发于中老年人群，由于足底的肌肉受到外力的冲击或者长时间的走路，引起局部肌肉劳损导致足底筋膜的退变和老化。足底筋膜起于跟骨底内侧，与远端趾骨相连并分裂为五束，这些纤维同时与周围的真皮、横向的跖韧带及屈肌肌腱等紧密相连。尤其在第1跖趾关节，背屈运动能够增强足底筋膜的张力与足底纵弓结构，但其本身缺乏弹性，仅能延长4%左右。

❧ 病因

足底筋膜炎的发病因素复杂，主要包括以下几个方面。

（1）穿着高跟鞋，体重增加，过度负重过度训练，以及长时间站立。

（2）先天性足弓异常，如高弓足或者低弓足患者，较正常足弓更容易患上足底筋膜炎。

（3）跟腱或腓肠肌紧张而导致踝关节的屈曲角度减少，与足底筋膜炎的发展也有相关性。

（4）一些系统性疾病，如类风湿性关节炎、糖尿病、系统性红斑狼疮、痛风等也可导致足底筋膜炎。

❧ 临床表现

患者经常感受到起始疼痛，即晨起或者长时间休息后迈出第一步更加明显,行走数步后疼痛有所缓解,但随步行时间的增长或站立时间的增加,疼痛会加剧。疼痛呈锐性疼痛而无放射性。体检时足底跟骨局部压痛明显,沿筋膜走行可触及压痛,在踝关节背伸状态足底筋膜紧张时更加明显。足部 X 线片有时可以见到跟骨处产生骨刺,但骨刺的程度与足底筋膜炎无绝对关系。骨刺多集中于趾短屈肌起始部而不是在传统认为的足底筋膜疼痛部。

❧ 治疗

1. 保守治疗

大量的临床研究结果显示,经过严格的 6 个月保守治疗,80% 的足底筋膜炎患者症状无复发。所以应该对所有病例均采取保守治疗为主,休息和物理治疗来改善足跟的疼痛,如冲击波、超短波、电疗等。久站或运动后引起的足跟疼痛,则可在足跟部冰敷 10~15 分钟。患者也可使用脚后跟垫、矫正鞋、非甾体类药物,定制的矫正鞋和鞋垫有助于减少第 1 跖趾关节背屈,有助于减少足底筋膜的最大张力;减肥可有效减少肥胖患者足底筋膜的张力。

足底筋膜自行拉伸训练治疗的效果好,常用方法如下。

(1)面对墙壁站立,上臂向前伸到肩膀的高度,手掌压着墙,弯曲一侧膝盖往墙壁顶,保持另一侧膝盖伸直。弯曲膝盖慢慢地向墙壁靠近时,尝试保持后跟紧贴地面,感到跟腱和脚弓有拉张时,保持这一姿势 10 秒,然后放松、直立。这个运动每侧重复 20 次。

(2)向前靠在一张桌子、椅子或柜台上,慢慢地蹲下,保持两脚后跟紧贴地面。当感到跟腱和脚弓将要离开地面且肌肉充分拉张时,保持这一姿势 10 秒,然后直立。这一动作重复 20 次。

(3)在楼梯的最底阶用前脚站立,慢慢降低后跟,直到开始感到小腿肌肉拉张,保持这一姿势 10 秒,然后直立。这一动作重复动作 20 次。

2. 手术治疗

手术治疗的目的是筋膜切开而非去除骨刺。微创关节镜治疗是治疗顽固性跟痛症的首选方法,疗效明确。对于腓肠肌萎缩的患者需采用腓肠肌松解术。

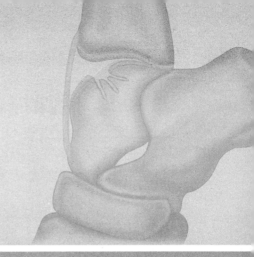

踝 篇

后踝撞击综合征

后踝撞击综合征(posterior ankle impingement syndrome, PAIS)踝关节撞击综合征的一种,是各种原因引起后踝踝关节内或关节周围组织发生摩擦,产生疼痛的一种疾病,由突出的距骨后突(Stieda's process)或分离的距后三角骨(os trigonum)造成,是后踝疼痛的最常见原因之一。大多数大的距骨后外侧突和距后三角骨并没有症状,但外伤或劳损刺激后可诱发疼痛,所以在运动员(足球运动员、标枪运动员等)及一些踝关节长期处于跖屈位者(芭蕾舞者)中多见。过去因为对该病的病理认识不足,常导致该病被容易忽略,很多患者没有得到有效的治疗。近年来,随着运动医学及关节镜技术的发展,许多患有后踝撞击综合征的患者通过关节镜微创治疗能取得较好的效果。

病因

后踝撞击综合征由于跖屈终末过程中胫骨和踝关节后方结构的挤压所引起,可见于急性骨折、反复性微动创伤引起的慢性损伤或软组织激惹包括瘢痕、下胫腓后韧带、三角韧带后束纤维等,胫距关节、距下关节退变所致骨赘,距后三角骨激惹,反应性肥厚的关节囊及滑膜相互挤压也会引发症状。

临床表现

患者常主诉后跟部疼痛,尤以踝关节跖屈(踮脚尖)时疼痛明显,常伴有踝关节活动受限,不能跖屈。

临床上对后踝撞击综合征的诊断标准包括,后踝疼痛;后踝撞击征阳性(踝关节被动极度跖屈诱发疼痛),X 线片显示突出的距骨后突或分离的距后三角骨,MRI 检查显示距骨后突或距后三角骨局部水肿。

❀ 治疗

1. 保守治疗

患者早期可通过休息,减少患肢踝关节跖屈、口服非甾体抗炎药、物理治疗、关节腔内注射(封闭)等治疗措施缓解症状。若保守治疗 3 个月疼痛无缓解,或患者要求,可行手术治疗。

2. 手术治疗

传统的切开手术采用跟腱后外侧纵向切口,容易损伤腓肠神经,且切口在愈合过程中形成的瘢痕可能会再度导致后踝撞击综合征。与切开手术相比,关节镜手术具有一些理论上的优势,如创伤小、瘢痕少及恢复时间短等。

急性踝关节扭伤和慢性踝关节不稳

急性踝关节扭伤是指踝关节扭伤后迅即出现扭伤部位的肿痛,随后出现皮肤淤斑,严重者踝关节因肿痛不能活动,X线片检查一般无踝关节骨折存在。

慢性踝关节不稳是由于踝关节急性扭伤后未得到早期有效的治疗,从而发展为踝关节反复损伤、慢性疼痛、功能障碍的疾病。

急性踝关节扭伤是最常见的运动损伤,约占所有运动损伤的40%。医院急诊患者中踝关节扭伤占7%～10%。急性踝关节扭伤的程度和慢性症状之间没有严格的相关性。扭伤6个月后是否存在遗留症状,其最可靠的预测因素为是否存在下胫腓联合韧带损伤,而不是力学不稳。外侧不稳合并关节软骨损伤的发生率为55%,内侧不稳合并软骨损伤的发生率为98%。距骨骨软骨损伤是踝关节扭伤遗留疼痛的主要原因之一,其他如软组织撞击、滑膜炎等也是重要原因。因此正确诊断和合理治疗踝关节韧带损伤是至关重要的。大约有40%的踝扭伤患者会发展为慢性踝关节不稳(chronic ankle stability, CAI),其中15%进展为踝关节炎。

踝关节的韧带分为三组:① 胫腓联合韧带;② 外侧韧带复合体;③ 内侧韧带复合体。

(1)胫腓联合韧带:包括下胫腓前韧带(AITFL)、下胫腓后韧带(PITFI)、胫腓骨横韧带(TTFL)、胫腓骨间韧带(ITFL)。

(2)外侧韧带复合体:包括距腓前韧带(ATFL)、跟腓韧带(CFL)和距腓后韧带(PTFL)。距腓前韧带是踝外侧韧带复合体中最弱的韧带,最常受损伤。

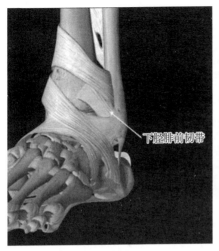

下胫腓前韧带

下胫腓后韧带

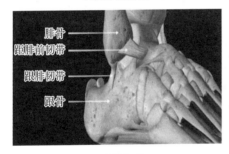

距腓前韧带

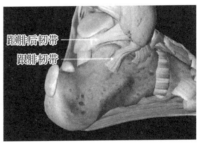

距腓后韧带

（3）内侧韧带复合体：主要是三角韧带，分为浅层与深层。三角韧带损伤在踝关节扭伤中所占比例约3%，通常和其他损伤同时存在。

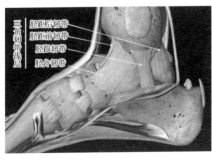

三角韧带浅层

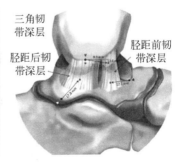

三角韧带深层

🌸 病因

急性踝扭伤常因在不平的路面上行走或运动时足突然内翻，踝关节外侧韧带会受到强烈的作用力所致。内翻引起的外侧韧带损伤占97%左右（距腓前韧带损伤），由于足外翻引起的内侧韧带损伤占3%左右。因此慢性踝关节不稳最常见的病因是踝关节外侧副韧带损伤。由于暴力大小不同其损伤程度也不同，其损伤可分为拉伤（Ⅰ级）、部分断裂（Ⅱ级）、完全断裂（Ⅲ级）。外侧的三条韧带中以距腓前韧带损伤最多见。严重者可合并外踝尖部骨质被撕脱。

慢性踝关节不稳分为功能性不稳（functional ankle instability，FAI）和机械性不稳（mechanical ankle instability，MAI）。前者韧带没有明显的松弛，不稳定的原因主要是踝关节受伤后该部位神经末梢和本体感觉未恢复导致的本体感觉缺失和平衡能力降低。后者是指踝关节稳定结构的薄弱及松弛，通常超出正常的运动范围，伴有反复的踝关节损伤。其改变包括：韧带病理性松弛、关节运动损伤、滑膜增生及退行性关节炎，可仅表现为其中一种或者联合出现，严重时必须行手术治疗。慢性踝关节不稳患者抽屉试验及应力位 X 线片检查为阳性。两者之间最大的差别就是关节运动幅度是否处于正常范围，但有时较难区分且存在一定程度的共存。功能性不稳可能会发展为机械性不稳。

🌸 临床表现

急性踝关节扭伤（距腓前韧带损伤或伴跟腓韧带损伤）三联症是指压痛、前抽屉试验阳性、淤血。其敏感性为100%。最显著的肿胀和疼痛区大都局限于外踝前下方，如将足内收或踝关节内翻，感到踝外侧疼痛加重，若为韧带完全断裂，局部肿胀、疼痛皆较严重，在内翻踝关节时不仅疼痛加剧，且感到关节不稳，距骨有异常活动，严重病例在外踝与距骨外侧可触到有沟状凹陷。MRI 检查可发现距腓前韧带止点断裂和韧带中断不联系的信号改变。

慢性踝关节不稳患者最常见的症状是经常崴脚、肿胀、疼痛、无力、不能参加运动。有典型的严重内翻扭伤病史或反复扭伤史。病史如果在两次扭伤的间隔期出现疼痛，那么除了韧带不稳外，另外要高度怀疑有其他病变。体检前抽屉试验阳性，外踝压痛，部分距骨倾斜存在。

慢性踝关节不稳距腓前韧带的 MRI 评估表现为：距腓前韧带变细直径<1 毫米，或韧带增厚直径>3.2 毫米，或韧带断裂中断信号存在。

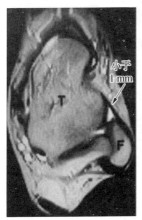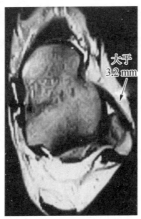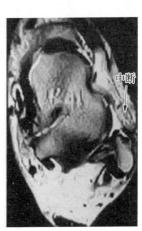

慢性踝不稳距腓前韧带的 MRI 评估

慢性踝不稳跟腓韧带的 MRI 评估表现为：跟腓韧带形态变细，或韧带增厚直径>2 毫米提示不稳，韧带形态的波浪或不规则变化，韧带断裂中断信号存在。

临床上用前抽屉试验检查评估距腓前韧带（ATFL）的功能。患者坐位，膝关节屈曲90°，踝关节跖屈20°。一手握住胫腓骨远端前方稳定，一手握住跟部用力施加向前的力。前抽屉试验阳性为移动超过10毫米或与对侧比较相对移位>3毫米，阳性结果只有与临床症状相一致时才有意义，因为只有一半前抽屉试验阳性的患者出现不稳定症状。

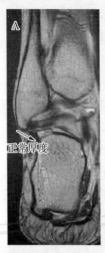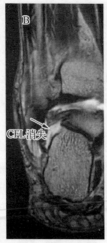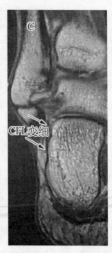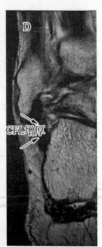

慢性踝关节不稳跟腓韧带损伤示意图 1

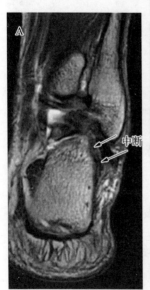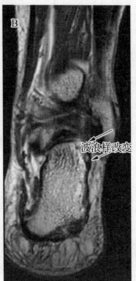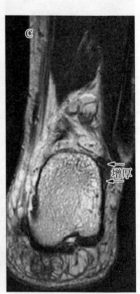

慢性踝关节不稳跟腓韧带损伤示意图 2

临床上用内翻应力试验(距骨倾斜试验)检查评估跟腓韧带(CFL)的功能。患者坐位,膝关节屈曲90°,检查者一手固定患者的小腿远端,另一手握住跟骨使其强力内翻,同时用手感觉胫距关节外侧有无分离。距骨倾斜试验阳性为距骨倾斜大于 9°,与健侧对比大于 3°。

严重的韧带完全断裂(Ⅲ度)的踝关节扭伤可有高达 80%的胫神经和腓神经损伤率,存在本体感觉缺失,主要表现为踝软无力。踝稳定度的测量已经被证实与功能不稳相关。

要注意踝扭伤可存在不伴骨折的下胫腓联合损伤,发病率虽少但容易漏诊,易产生后遗症。需仔细检查在前侧和下胫腓骨间膜处肿胀瘀斑,骨间膜处受伤后数日不能负重伴明显的触痛点,不能完全跖屈,主动、被动外旋活动时疼痛。临床上腓骨位移试验、外旋试验、挤压试验多存在下胫腓联合处疼痛的阳性发现。

跗骨联合表现为踝关节反复扭伤,斜位和跟骨轴位 X 线片检查有助于诊断跗骨联合。MRI 检查有助于诊断韧带损伤、腓骨肌腱病变和可疑的骨软骨损伤。

❧ 治疗

1. 急性踝关节扭伤

韧带愈合分为炎症期(1～3 天)、修复期(3～14 天)、重塑期(15～28 天)三个阶段。一般 3 周后随着胶原蛋白的不断成熟,韧带的抗拉强度可恢复到 60%,3 个月后可恢复到伤前强度。目前大部分学者认为,踝关节外侧韧带断裂可进行 3～6 月的非手术治疗,如保守治疗 3~6 个月后不能提高踝关节的功能,就可以进行手术修复治疗。

(1) Ⅰ级损伤:通常遵循 RICE 治疗原则,即休息(rest)、冰敷(ice)、加压包扎(compression)、抬高患肢(elevation)。医生指导下可行 POLICE 治疗,即保护(protect)、适当负重(optimal loading)、冰敷(ice)、加压包扎(compression)、抬高患肢(elevation)。

(2) Ⅱ级损伤:采取短期相对的制动和保护。可采用支具、护踝、弹性绷带等固定。功能治疗法可帮助高水平运动员较快重返赛场。

（3）Ⅲ级损伤：治疗存在一些争议。一些专家强调一期修复撕裂的韧带可以获得更好的效果，但目前仍推荐采用非手术治疗，进行主动全范围内活动度锻炼，负重，利用斜形板、平衡球锻炼本体感觉，加强腓骨肌力量。针对手术和保守治疗效果的大量比较研究表明，手术治疗效果不比保守治疗更好，但手术介入被认为可以减少韧带的再次损伤。手术将撕裂的韧带断端缝合在一起；当韧带从止点撕脱，难以直接缝合时，应进行韧带止点重建术。怀疑有关节内骨软骨损伤时，应进行关节镜探查，取出关节游离体。术后石膏固定3周，早期开始进行关节活动度、肌肉力量以及本体感觉等康复训练。

2. 慢性踝关节不稳

（1）保守治疗：

1）理疗适用于功能性踝关节不稳，以及腓骨肌腱力量薄弱的机械性踝关节不稳。

2）矫形装置或鞋子的改动可用来治疗足和踝对线不良和不稳。

3）弹性绷带或肌内效贴可增强对踝关节外侧的稳定性，对踝关节稳定性都有良好的效果。

4）硬性的踝关节支撑较非硬性的踝关节支撑保护效果更好。足踝护具已经普遍应用于运动防护领域，被认为是目前预防踝关节扭伤效果最好且成本最低的辅助工具。支具都能显著减少踝关节不稳患者的距骨倾斜且效果不随锻炼时间的延长而降低。因此建议使用踝关节护具代替预防性绷带捆扎。

5）慢性踝关节不稳患者的功能锻炼。功能锻炼是慢性踝关节不稳患者的主要康复手段，目前关于慢性踝关节不稳功能锻炼的手段主要集中在肌力训练、本体感觉训练、姿势平衡与神经肌肉控制训练上。

（2）手术治疗：踝关节外侧韧带重建的适应证是经过非手术保守治疗后仍存在长期的、有症状的踝关节机械性不稳定。功能性不稳患者行踝关节外侧韧带重建后发现也可明显改善症状。根据手术原理大致可分为三种：解剖学修复手术、非解剖学重建手术、解剖学重建手术。

1）解剖学修复手术：解剖学修复手术是一种对破损或断裂韧带进行直接修补或断端重叠缝合的术式。对于韧带损伤引起的慢性踝关节不稳首选解剖学修复手术。部分韧带慢性损伤导致韧带被拉长、松弛的患者，解剖学修复手术的优良率高达86%。但对于部分早期韧带损伤较重导致踝关节韧带残余不足或身体肥胖的患者以及运动员、从事重体力劳动的患者，应用该术式后其临床疗效并不理想。其中Brostrom术及其改良术目前在临床常作为首选手术方式。手术过程中显露出距腓前韧带，在足外翻5°~8°的体位下将韧带切断并重叠缝合，若跟腓韧带也损伤或松弛，同样切断并重叠缝合，该术既能修复韧带又能避免破坏关节其他解剖结构，使其接近生理状态，其中Brostrom-Gould术的复发率更低，但该手术主要适用于受损韧带有足够的长度的患者。关节镜下Brostrom术由于微创，生物力学强度好，集诊断治疗能力于一身，是目前发展的主流趋势。

2）解剖重建术：现在移植解剖重建为韧带重建的主流趋势，可采用自体肌腱、异体肌腱移植。通过预先制作好的跟骨骨道，经跟腓韧带附着部穿出，然后经过腓骨骨道将肌腱固定于距骨上，从而重建距腓前韧带和跟腓韧带。常用的自体肌腱有趾肌腱和腘肌腱，用于固定肌腱的方法包括带线锚钉缝合固定及可吸收界面螺钉加压固定。目前还有新的合成材料Interbrace韧带强化修复系统等应用，疗效总体满意。

3）非解剖重建术：由于改变了关节内原有结构，可导致距下关节及踝关节背伸活动受限，目前应用少。临床常见改良Watson-Jones术、Chrisman-Snook术等。Waston-Jones术主要是将部分腓骨短肌腱穿过腓骨远端预先制作的骨道后再次固定在距骨颈上，从而有效地纠正距骨过度前移或内翻，改善踝关节的稳定性。Crisman-snock术是在Waston-Jones术的基础上，将部分腓骨短肌腱从腓骨远端的前方穿到后下方后再固定到跟骨上,实现距腓前韧带及跟腓韧带的双重重建,使重建后踝关节的稳定性得到进一步的保证。

前踝撞击综合征

前踝撞击综合征(anterior ankle impingement syndrome, AAIS)由 O'Donoghue 于 1957 年首先报道,指踝关节胫骨前唇与距骨颈骨赘相互撞击引起的撞击综合征,疼痛的原因是由于炎症增生肥厚的组织被卡压在骨赘间,可分为踝关节骨性撞击征和软组织撞击征。

病因

踝关节前唇骨赘形成与慢性踝关节不稳密切相关,反复的微损伤是骨赘形成的原因。下胫腓前韧带远侧束的损伤增厚也是造成撞击的重要因素之一。

临床表现

患者存在前踝疼痛、肿胀和明显的踝关节背伸活动受限,X 线片及 CT 检查显示胫骨前缘和距骨均有骨赘增生,呈鸟嘴状,关节间隙狭窄,MRI 显示距骨软骨磨损,局部炎性水肿的高信号改变。

根据踝关节撞击综合征严重程度,临床上采用 Scranton 和 McDermott 分级:

- Ⅰ级——软组织撞击或骨赘<3 毫米。
- Ⅱ级——胫骨骨赘>3 毫米。
- Ⅲ级——有碎片或胫骨、距骨骨赘>3 毫米。
- Ⅳ级——胫距骨性关节炎。

❧ 治疗

1. 非手术治疗

应根据患者情况综合使用非手术治疗手段,如理疗(包括冲击波,电疗等)、制动休息、使用非甾体抗炎药、踝关节康复练习、封闭治疗等。保守治疗3~6个月无效者选择手术。

2. 手术治疗

可利用微创关节镜手术治疗行关节清理术,切除增生的骨赘、滑膜和受到撞击的软组织团块,疗效满意。对于踝关节撞击综合征Ⅳ级、关节间隙狭窄或一些无法进行关节镜下清理及无法彻底清除增生骨赘的,可行切开手术治疗,彻底解除胫骨前唇与距骨颈撞击骨性和软组织的致病因素。

主要参考文献

陈峰,高鹏,张保中.先天性跗骨间融合1例报道与文献回顾.中国骨与关节外科,2013,6(6)：540-543.

陈思,温建民,孙卫东,等.小趾囊炎足与正常足X线测量及对比分析研究.中国矫形外科杂志,2009,17：819-821.

林波,胡金平.跗骨融合X线平片诊断.求医问药,2011,9：85.

肖楚丽,邓云.踝管的应用解剖.解剖学研究,2014,36(6)：410-411.

闫荣亮,曲家富,曹立海,等.微型锁定钢板联合克氏针治疗粉碎Jones骨折疗效分析.中国修复重建外科杂志,2018,32：587-590.

张明珠,俞光荣.Jones骨折的研究及诊治.中国矫形外科杂志,2008,20：1557-1559.

Michael J. Coughlin, Charles L. Saltzman, Robert B. Anderson.曼氏足踝外科学.唐康来,徐林等译.北京：人民卫生出版社,2016：646-648.

Sam W. Wiesel, Mark E. Easley. WIESEL骨科手术技巧 足踝外科.张长青主译.上海：上海科学技术出版社,2015.

Anderson RB, Hunt KJ, Mc Cormick JJ. Management of common sports-related injuries about the foot and ankle. J Am Acad Orthop Surg, 2010, 18(9)：546-556.

Barske HL, Digiovanni BF, Douglass M, et al. Current concepts review：isolated gastrocnemius contracture and gastrocnemius recession. Foot Ankle Int, 2012, 33(10)：915-921.

Blackmon JA, Atsas S, Clarkson MJ, et al. Locating the Sural Nerve during Calcaneal(Achilles) Tendon Repair with Confidence：A Cadaveric Study with Clinical Applications. JFoot Ankle Surg, 2013, 52(1)：42-47.

Chiodo CP, Myerson MS. Developments and advances in the diagnosis and treatment of injuries to the ta-rsometatarsal joint. Orthop Clin North Am, 2001, 32(1)：11-20.

Coskun N, Yuksel M, Cevener M, et al. Incidence of accessory ossicles and Sesamoid bones in the feet：a radiographic study of the Turkish subjects. Surg Radiol Anat, 2009：31(1)：19-24.

Coughlin MJ, Mann RA, Saltzman CL. Surgery of the Foot and Ankle. 8th ed. Philadelphia: Mosby, 2007: 531 - 610.

Coughlin MJ, Shurnas PS. Hallux rigidus. Garding and long-term results of operative treatment. J bone joint Surg Am, 2003, 85(11): 2071 - 2088.

Elias I, Jung JW, Raikin SM, et al. Osteochondral lesions of the talus: change in MRI findings over time in talar lesions without operative intervention and implications for staging systems. Foot Ankle Int, 2006, 27(3): 157 - 166.

Gribble PA, Delahunt E, Bleakley C, et al. Selection criteria for patients with chronic ankle instability in controlled research: a position statement of the International Ankle Consortium. Br J Sports Med, 2014, 48(13): 1014 - 1018.

Hertel J. Functional anatomy, pathomechanics, and pathophysiology of lateral ankle instability. J Athl Training, 2002, 37(4): 364.

Horst F, Gilbert BJ, Nunley JA. Avascular necrosis of the talus: current treatment options. Foot Ankle Clin North Am, 2002, 9(4): 757.

Jerosch J, Schunck J, Sokkar SH. Endoscopic ealcaneoplasty(ECP) as a surgical treatment of Haglund's syndrome. Knee Surg Sports Traumatol Arthrosc, 2007, 15(7): 927 - 934.

Jung HG, Kim NR, Kim TH. Magnetic Resonance Imaging and Stress Radiography in Chronic Lateral Ankle Instability. Foot Ankle Int., 2017, 38(6): 621 - 626.

Kanamoto T, Shiozaki Y, Tanaka Y, et al. The use of MRI in pre-operative evaluation of anterior talofibular ligament in chronic ankle instability. Bone Joint Res, 2014, 3(8): 241 - 245.

Lavery KP, McHale KJ, Rossy WH, et al. Ankle impingement. J Orthop Surg Res, 2016, 11(1): 97.

Maceira E, Rochera R. Müller-Weiss disease: clinical and biomechanical features. Foot Ankle Clin, 2004, 9(1): 105 - 125.

Mc Cormick JJ, Anderson RB. The great toe: failed turf toe, chronic turf toe, and complicated sesamoid injuries. Foot Ankle Clin, 2009, 14:

135 - 150.

Meacham BP, Granata JD, Berlet GC. Tenodesisreconstruction for chronic ankle instability: graftconsiderations and structures at risk with tunnel placement. Foot Ankle Spec, 2012, 5(6): 378 - 381.

Mendes A. An overview of plantar fasciitis. Br J Community Nurs, 2016, 21(3): 160.

Murawski CD, Kennedy JG. Percutaneous internal fixation of proximal fifth metatarsal jones fractures (Zones II and III) with Charlotte Carolina screw and bone marrow aspirate concentrate: an outcome study in athletes. Am J Sports Med, 2011, 39(6): 1295 - 1301.

Ozkan Y, Oztark A, Ozdenfir R, et al. Interpositional arthroplasty with extensor digitorum brevis tendonin Freibergs disease: a new surgical technique. Foot Anklel Int., 2008, 29(5): 488 - 492.

Raikin SM, Elias I, Nazarian LN. Intrasheath subluxation of the peroneal tendons. J Bone Joint Surg (Am), 2008, 90: 992 - 999.

Robert S, James R. Av ascular necro sis of the talus. Orthop Clin N Am, 2004, 35(3): 383 - 395.

Rosenbaum D, Becker HP, Gerngross H, et al. Peroneal reaction times for diagnosis of functional ankle instability. Foot and Ankle Surgery, 2000, 6(1): 31 - 38.

Sancho González I, Menéndez García M. Missed Chopart dislocation. The importance of being aware of midtarsal injuries. An Sist Sanit Navar, 2016, 39(1): 153 - 158.

Steven M Raikin, Ilan Elias, Levon N Nazarian. Intrasheath subluxation of the peroneal tendons. J Bone Joint Surg (Am), 2008, 90: 992 - 999.